Aceites Esenciales y Aromaterapia:

La guía de referencia de Medicina antigua para remedios naturales, Vida Joven y Pérdida de Peso... para usted y su perro.

Tabla de Contenidos

El siguiente libro electrónico se reproduce a continuación con el objetivo de proporcionar información lo más precisa y confiable posible. En cualquier caso, la compra de este libro electrónico puede considerarse como un consentimiento al hecho de que tanto el editor como el autor de este libro no son expertos en los temas tratados y que las recomendaciones o sugerencias que se hacen aquí son solo para fines de entretenimiento. Se debe consultar a los profesionales según sea necesario antes de emprender cualquiera de las acciones aprobadas en este documento.

Esta declaración se considera justa y válida tanto por la Asociación de Abogados de los Estados Unidos como por la Asociación del Comité de Editores y es legalmente vinculante en todo Estados Unidos.

Además, la transmisión, duplicación o reproducción de cualquiera de los siguientes trabajos, incluida información específica, se considerará un acto ilegal, independientemente de si se realiza de forma electrónica o impresa. Esto se extiende a la creación de una copia secundaria o terciaria del trabajo o una copia grabada y solo se permite con el consentimiento expreso por escrito del Editor. Todos los derechos adicionales reservados.

La información en las páginas siguientes se considera en general como una cuenta veraz y precisa de los hechos y, como tal, cualquier falta de atención, uso o mal uso de la información en cuestión por parte del lector rendirá cualquier acción resultante únicamente bajo su alcance. No hay escenarios en los que el editor o el autor original de este trabajo pueda ser considerado responsable de las dificultades o daños que puedan surgir después de comprometerse con la información aquí descrita.

Además, la información en las páginas siguientes está destinada solo para fines informativos y, por lo tanto, debe considerarse universal. Como corresponde a su naturaleza, se presenta sin garantía de su validez prolongada o calidad provisional. Las marcas comerciales que se mencionan se realizan sin consentimiento por escrito y de ninguna manera pueden considerarse un respaldo del titular de la marca.

Introducción

Las esencias de aceites se extraen de varios métodos diferentes que fueron creados por primera vez por los egipcios alrededor del 1500 a. C. Se utilizan para ayudar a los medicamentos alternativos a base de hierbas que pueden aliviar y eliminar sus dolencias. Muchas personas padecen enfermedades que no tienen cura de la medicina moderna. Luego recurren a remedios alternativos y estos están ayudando a guiarlos hacia los aceites esenciales. Dado que los aceites esenciales son la esencia de la planta y las plantas son la medicina de la propia naturaleza, no es sorpresa que se hayan utilizado para curar, perfumar, embalsamar y desodorizar durante siglos.

Este libro lo ayudará a comprender el pasado de cómo se han usado los aceites esenciales y qué esperar de ellos cuando comience a desarrollar sus propias mezclas. Ahora que ha comprado este libro de aceites esenciales y aromaterapia, estará un paso adelante con algunos conocimientos básicos que lo ayudarán a construir su arsenal de aromaterapia dentro de su hogar, comenzando con lavanda, cedro, sándalo, aceite de árbol de té y muchos otros.

Hay algunos aceites básicos con los que puede comenzar y luego hay aceites más avanzados y costosos que se pueden usar en algunas recetas especiales. Al empezar, desea comenzar con las opciones más asequibles y luego avanzar lentamente para que no participe demasiado en la industria del Aceite Esencial y compre ese aceite de rosa de $ 400.

Capitulo 1: ¿Qué son aceites esenciales?

Los aceites esenciales se consideran a menudo como el aceite de una planta, pero son mucho más que eso. Para cultivar el aceite de una planta tienes que pasar por un proceso de destilación, enfurecimiento, expresión, disolventes y dióxido de carbono. Este proceso utiliza las plantas como una forma de extraer su esencia en lo que se llama un aceite esencial. Cada planta viva en este planeta tiene una esencia que puede extraerse mediante un proceso de destilación, expresión, enfurecimiento y disolventes, que son los tipos más comunes de métodos de extracción. Los científicos han estado trabajando en nuevos métodos de extracción que utilizan los compuestos que se encuentran en el dióxido de carbono.

Para destilar aceites, primero debe recoger las flores y las hojas de la planta del sujeto y luego colocarlas en una posición que les permita colgarse sobre el agua que está hirviendo. El vapor se usa para extraer la esencia de los tallos, flores y hojas de la planta. Una vez que el vapor sube, se empuja a través de un recipiente que le permite viajar, mientras se enfría rápidamente a otra celda de retención. Este enfriamiento rápido le permitirá condensarse en una forma de agua; El aceite de la planta se separará del agua y será fácil de sacar del agua.

Este proceso permite a los científicos recolectar la esencia de la planta, mientras que también deja atrás los aromáticos que muchos aromatólogos recolectarán y están buscando. Estos aromáticos se llaman hidrosoles. No todas las plantas se quedan con un hidrosol, pero muchas lo son. Los hidrosoles son los aromáticos que se utilizan en el maquillaje y en los humectantes para la piel.

El proceso de uso de enfleurage, que es un proceso desactualizado que no se usa a menudo, excepto en Francia, se puede realizar mediante un método complicado. El método no solo es complicado, sino que también es bastante caro. Al colocar las flores en un trozo de grasa tibio y plano, los aceites de la planta se absorberán en la grasa. Después de que el aceite se haya incorporado completamente en la grasa, esas flores se lanzan y los científicos reemplazarán las flores con flores más sanas. En el pasado, se utilizaba la manteca y la grasa animal. Este proceso se realiza varias veces para infundir la grasa con los aromas aromáticos de las flores. Una vez que se completa este proceso, la grasa se separa mediante un proceso de disolventes que permite eliminar el aceite.

El proceso mediante el cual se usa la expresión se lograría utilizando la carne de las plantas, las pieles, así como las semillas. Este proceso es similar al que usted encontraría que los fabricantes de aceite de oliva usan para hacer el aceite de oliva que usamos para cocinar. Al utilizar las cáscaras de los cítricos, que incluyen naranjas, limas, pomelos, limones y otros cítricos de los que puede despegar la piel y luego extraer el aceite, se pueden producir aceites esenciales muy potentes. Así que ten cuidado con estos aceites tipo cítricos. Serán más fuertes y tendrán más potencia para ellos.

Cuando use solventes para extraer aceites esenciales, es mejor no usar los que están basados en un compuesto químico. Esto puede dejar un ligero rastro de químicos solventes que muchos terapeutas del aroma creen que pueden dañar la potencia y la pureza del aceite esencial. Aunque se cree que el solvente ya no permanece una vez que se produce el aceite, muchos terapeutas de aromas prefieren mantenerse alejados de este tipo de método de extracción. Este proceso se realiza colocando la planta en el solvente y disolviéndola en hexano, metileno o cloruro y benceno. Este solvente tiene un punto de ebullición más bajo; luego se evapora para que no quede nada cuando los aceites estén listos. Esto se puede lograr a través de una máquina que utilizará un proceso similar a la fuerza centrífuga o al aspirar el aceite esencial.

Una vez que se elimina el aceite, se llama un absoluto. Existen otros métodos para este proceso, como la cera de parafina, que no se evaporará completamente de los disolventes. Esto deja un poco de parafina que puede hacer que su base de aceite esencial se convierta en un sólido que lo convierta en un concreto, en lugar de un absoluto. Una vez que el proceso del solvente se evapora y luego se enfría y se recaptura en un líquido, el proceso es mucho más costoso. Esto se reserva principalmente para los aceites que son mucho más costosos y no tienen capacidad de destilación. Esto funciona mejor para la vainilla y el jazmín, así como la rosa. Esto ayuda a que el aceite esencial sea menos costoso, solo un poco, cuando se extrae en este proceso.

El dióxido de carbono se ha experimentado recientemente para un nuevo proceso de extracción. Sin embargo, el método es caro; Es un proceso bastante interesante. Este proceso ayuda a producir un aceite esencial aromático que huele similar a la planta en sí.

Al producir un aceite esencial a través de cualquiera de estos métodos, usted influye en la calidad y en el nivel de concentración por el cual se encuentran los niveles. Aunque los aceites esenciales son un dispositivo de tratamiento beneficioso para muchas de nuestras dolencias, pueden ser mal utilizados y causar amenazas potenciales a su sistema si no se usan correctamente. En los siguientes capítulos, repasaré los detalles que le permitirán utilizar aceites esenciales en su atención médica, limpieza del hogar y actividades diarias generales. Los aceites esenciales son una forma maravillosa de agregar a tu vida energías de curación naturales aromáticas a base de plantas, así como una excelente manera de limpiar tu hogar.

Capitulo 2: Historia del Uso de Aceites Esenciales en la Aromaterapia.

Durante miles de años, los humanos han estado buscando una forma de curar sus dolencias. Han practicado la herboristería, la química e incluso formas metafísicas para curarse. Muchas de las formas que usaron para aliviar sus síntomas no siempre funcionaron. Algunos crearon más complicaciones; algunos eran simplemente demasiado delirantes para trabajar. Sin embargo, uno siempre se ha pegado es el uso de aceites esenciales.

El uso de aceites esenciales ha documentado pruebas que se remontan a antes de los antiguos egipcios. Ya en 3000 aC, los aceites esenciales han aparecido en registros de medicamentos y documentos históricos. Sin embargo, las contribuciones más tempranas dentro del texto histórico fueron específicas para la región china; más tarde vino el uso por parte de egipcios, romanos y muchas otras culturas. Si miras más atrás, encontrarás algunas referencias al uso ayurvédico de la India. A principios del año 2000 a. C., los egipcios comenzaron a encontrar múltiples usos para los aceites esenciales. Esto incluía mejoras en las prácticas espirituales, productos de baño y belleza, e incluso beneficios que brindan un aspecto medicinal. Con una fuerte pasión por la belleza y la hermosura, los egipcios desarrollaron programas de tratamiento y regímenes de cuidado que los ayudarían a lucir lo mejor posible en todo momento. Era una práctica habitual para los egipcios, incluida Cleopatra, utilizar aceites grasos, aceites esenciales e incluso sales o arcillas para cuidar sus necesidades de higiene y cuidado de la piel. Recolectaban sal y barro del Mar Muerto, que se encuentra dentro de Egipto, e incluso Marco Antonio les regaló estos a Cleopatra con tales lujos.

Las fragancias aromáticas que provienen de los aceites esenciales también se han abierto camino en la industria del perfume. En la historia, encontrarás que las reinas, los reyes, los faraones, los sacerdotes e incluso los médicos han usado aceites esenciales de alguna manera. El hecho de que los aceites esenciales sean tan versátiles puede mostrar claramente los principales beneficios que se pueden obtener al aprender todo lo que pueda sobre sus usos y capacidades dentro de la mente humana, el cuerpo y el espíritu.

Si examinamos de cerca cómo los aceites esenciales empezaron a ganar popularidad en las diferentes culturas, entonces podrán tener una sólida comprensión de la versatilidad de los aceites esenciales, no solo en la historia sino también en su propia vida.

Región de Dordogne Dentro de Francia

Las piezas de evidencia dentro de los dibujos de la cueva sugieren el uso de aceites esenciales tan pronto como 18,000 aC. Esta datación de Carbono ha sido probada por científicos

Egipto

La historia registrada del uso de aceites esenciales en la cultura egipcia se puede encontrar ya en el 4500 a. De C. Dado que los egipcios desarrollaron un método de cosmetología que muchos todavía practican en la actualidad, no es sorprendente descubrir que estaban usando aceites esenciales para todo, desde cosméticos para el embalsamamiento. Aunque muchas personas dentro de la historia egipcia utilizaban aceites esenciales para diversos métodos y usos, en el punto más poderoso de la historia egipcia, solo los sacerdotes podían poseer estos aceites. Dentro de las prácticas egipcias, designaron una fragancia específica para cada una de las deidades que adoraban. Luego usarían ese aceite para ungir las estatuas de las deidades para celebraciones religiosas y ofrendas.

Cultura de aceites esenciales en China

China tiene grabaciones de uso de aceites esenciales que se remontan a 2697 aC. Este período de tiempo tuvo lugar durante la dinastía Huang Ti, que fue dirigida por el Emperador Amarillo, que es legendario por derecho propio. En el apogeo de su poder, escribió el libro "El libro de la medicina interna del emperador amarillo". Este libro está lleno de recetas medicinales que han demostrado ser beneficiosas para el cuerpo, la mente y el espíritu humanos. Contienen algunas de las primeras grabaciones de medicina oriental.

Cultura de aceites esenciales en la India

La cultura en las Indias que ha estado apoyando el uso de aceites esenciales durante los últimos 3000 años con un método llamado Ayur Veda. Este proceso está desarrollado para ayudar a las personas a utilizar las pociones curativas, así como la nutrición védica que incluye más de 700 sustancias de aceites esenciales, como mirra, jengibre, sándalo y muchos más. Cuando la placa bubónica amenazaba la vida en todos los países, se utilizó el Ayur Veda, con bastante éxito para reemplazar los antibióticos que no eran efectivos contra la enfermedad. Los indios desarrollaron prácticas espirituales en torno al uso de aceites esenciales que también eran parte integral del papel de la filosofía detrás de la medicina ayurvédica.

Grecia

Los griegos han estado usando aceites esenciales desde 500 aC para ayudar con usos medicinales. Desarrollaron sus métodos a través de los registros escritos que vinieron de los egipcios y su amplio conocimiento de los aceites esenciales y sus usos.

Hipócrates, el padre de la medicina, escribió un documento escrito que muestra los usos y efectos de más de 300 plantas medicinales.

Los hipócritas también usaron la práctica del ayurvédico en sus métodos de aceites esenciales medicinales. Mostró una gran conexión entre los griegos y las prácticas egipcia e india. Los soldados griegos experimentaron esta conexión cuando viajaban con Alejandro Magno durante sus viajes. Se descubrió que el desarrollo de Ayur Veda era una práctica de equilibrio que traía armonía a sus prácticas médicas. Esto les ayudó a mezclar las tradiciones en conjunto desarrollando un método que funcionaba para ellos.

Una de las prácticas de Hipócritas sobre las que escribió en sus diarios fue un baño con aceites esenciales y luego un masaje con aceites esenciales los cuales eran una necesidad diaria para una salud perfecta. A través de sus enseñanzas y la literatura que él y sus alumnos dejaron atrás, nos dejó el mensaje más importante sobre la medicina. El propósito de los médicos debería ser despertar las energías para la curación natural dentro de su propio cuerpo. Esto ayudó a desarrollar el juramento hipocrático que se toma al recibir su licencia para todos los médicos.

Cultura de aceites esenciales en Roma

Los aceites esenciales se utilizaron para cubrir abundantemente los cuerpos de los romanos con los aceites perfumados, así como su ropa e incluso la ropa de cama. Creían en tener una gran cantidad de fragancia envolviéndolos en todo momento. También utilizaron aceites esenciales para masajear a sus parejas y dentro de sus baños. Trajeron los libros escritos por Hipócritas y Galeno cuando huyeron del país durante la caída del Imperio Romano. Más tarde, estos textos se usaron para ayudar a los persas, y el árabe aprendió sobre los usos medicinales de los aceites esenciales, al ser traducido al idioma apropiado.

Cultura de aceites esenciales en Persia

Uno de los médicos más jóvenes era de Persia. Su nombre era Ali-Ibn Sana y vivió en 980-1037 A.D. Obtuvo su doctorado a los 12 años y fue autor de varios libros que detallaban los beneficios medicinales de las plantas en el cuerpo humano. También fue la primera persona en ser acreditada con pruebas documentadas y métodos para la destilación de aceites esenciales. Los métodos que Ali-Ibn Sana desarrolló y sobre los que escribieron todavía se usan hoy.

Cultura de aceites esenciales en Europa

A los caballeros y cruzados que viajaron a Oriente Medio y Europa occidental se les ha encomendado la responsabilidad de transmitir su base de conocimientos sobre el uso medicinal de las hierbas. Estos caballeros llevaban fragancias con ellos mientras viajaban y transmitían los detalles de la destilación. Creían que el pino y el incienso protegían a los espíritus malignos, por lo que los quemaron en las calles, esto ocurrió durante la Placa Bubónica que amenazó vidas durante el siglo XIV. Hay registros escritos que muestran que este proceso ayudó a disminuir el número de muertes en esas áreas.

Esto llevó a la publicación de 1653 de "The Complete Herbal", que fue escrita por Nicholas Culpepper. Este libro sigue siendo uno de los recursos más valiosos para quienes desean practicar el uso de hierbas medicinales. En este libro, encontrará varias dolencias y condiciones, junto con remedios que le ayudarán aún hoy. Rene-Maurice Gattefosse, que era un químico francés, desarrolló y acuñó el término Aromaterapia, que detalla los usos correctos de los aceites esenciales y cómo pueden ayudarlo. Aprendió la manera difícil de ver qué tan beneficiosos son los aceites esenciales quemándose en un incendio de laboratorio y utilizando aceite de lavanda para curar sus quemaduras.

Dado que existe una historia tan extensa de aceites esenciales y sus usos para beneficios medicinales, es difícil creer que muchas personas aún no estén educadas sobre el uso y los beneficios adecuados. Este libro está diseñado para proporcionar a aquellos que carecen de la formación académica en aceites esenciales, toda la información que necesitan para utilizar un producto tan maravilloso y ampliamente utilizado para su salud y bienestar.

Este capítulo abordó la historia de los aceites esenciales. Aprenderá sobre el rol de cada país en el desarrollo de lo que se llama Aromaterapia en el mundo de aceites esenciales de hoy. También aprenderá algunos puntos específicos de la historia que dan crédito a los beneficios de los aceites esenciales cuando se trata de problemas e inquietudes médicas. Una vez que profundice en este capítulo, comenzará a ver las ventajas que los aceites esenciales aportan a su vida.

Luego, pasará al capítulo 2 y aprenderá todas las formas en que los aceites esenciales pueden influir en su viaje para perder peso. Discutiré los aceites que son específicos para la pérdida de peso y cómo te ayudan a aumentar tus posibilidades de éxito en la pérdida de peso. Así como los aceites específicos que deberán incorporarse a su estilo de vida para comenzar a perder peso.

Capítulo 3: ¿Cómo pueden utilizarse como alternativa a la medicina moderna?

Si está leyendo este libro, estoy seguro de que ha oído hablar de todos los maravillosos beneficios que se reciben con el uso de aceites esenciales en su vida diaria. No solo proporcionan un sistema de aire más limpio y fresco en su hogar, sino que también se sabe que alivian y muchas veces eliminan enfermedades comunes que se encuentran en mujeres, hombres y niños durante toda la vida.

El uso de aceites esenciales comenzó en el antiguo Egipto antes de la invención de la medicina moderna. En el antiguo Egipto, los reyes y las reinas creían que las esencias aromáticas de las plantas eran un regalo para todos, incluso a los esclavos se les otorgaba o daban aceites esenciales para perfumes, potenciales curativos y otros usos. De hecho, la solución de embalsamamiento original fue creada con aceites esenciales.

Dado que la historia de los aceites esenciales es un laberinto retorcido y sinuoso de la medicina herbal y las prácticas mágicas en todas las culturas, es mejor comenzar con los egipcios y cómo abrieron paso al uso de los aceites esenciales en todos los aspectos de su vida, incluida la muerte. . El uso de aceites esenciales no solo se deriva de la dolencia y la medicina, sino también de la mejora de la vida. Dado que muchas culturas creen en torno a la magia de la planta, es natural que el mundo llegue a la conclusión de que los aceites esenciales son beneficiosos y mejoran nuestra vida y nuestra salud. Con el uso de los rituales, la cocina y la medicina en la historia de cada cultura, saber qué aceites esenciales son mejores para usted es tan sencillo como recoger un libro, como este.

Lo sorprendente de los aceites esenciales y el incienso es que incluso se abordaron en el texto religioso como un don o práctica terapéutica utilizada incluso entre los más santos creyentes. Ser ungido por un sacerdote con aceites que son fragantes, o perfumes era un rito de paso para muchas prácticas religiosas y universales para la mayoría de las sectas religiosas. Se cree que usar un incienso bañado en aceites esenciales es una excelente manera de conectarse con el mundo espiritual.

Debido a la larga historia escrita del uso de aceites esenciales, como el papiro Ebers que data del año 1500 aC en Egipto, puede obtener un conocimiento profundo y capacitación en aceites esenciales de casi cualquier fuente confiable. Como éste. He llenado este libro con varios consejos y recetas útiles que lo ayudarán a incorporar los Aceites Esenciales en su rutina de salud, ambiente de vida y mejoramiento de las prácticas de vida, así como también el uso religioso.

¿Cómo se pueden utilizar los aceites esenciales para fines medicinales?

Los aceites esenciales han sido utilizados por los profesionales de las hierbas durante más de 1000 a 6000 años, dependiendo de los antecedentes culturales y el uso. Los usos de los aceites esenciales están generalizados entre muchas enfermedades diferentes, así como la mejora de la vida. Los antiguos egipcios utilizaban canela, clavo de olor, mirra, nuez moscada y aceite de cedro para embalsamar a los muertos. Megallus, el perfumista griego, creó una mirra y un aceite a base de grasa para antiinflamatorios y para curar la piel de las heridas. En el siglo XII, la abadesa de Alemania, conocida como Hildegard, cosechó y destiló su propia lavanda por las propiedades que le proporcionó para uso medicinal.

Al utilizar el método de inhalación, puede comenzar a ver cambios en sus dolencias. Cuando utiliza un difusor, el proceso de calentar el agua y luego vaporizar los aceites dentro de esa agua crea un baño de vapor que puede aliviar muchos patógenos en el aire, así como mejorar su salud mental y eliminar los gérmenes en su entorno. No solo hay un agradable aroma que emite el difusor, sino que también son capaces de proporcionar ayudas respiratorias con ciertos aceites utilizados, así como una ayuda de descongestión e incluso ayudas psicológicas.

Al inhalar sus aceites en el baño de vapor, puede inhalar la medicina aromática y estimular el olfato que se encuentra en el cerebro y conecta su cerebro con los aromas que entran por la boca y la nariz. Una vez que estas moléculas entren en sus sensores olfativos, pasarán a los pulmones y luego al resto del cuerpo.

Además del proceso de inhalación, también hay un proceso tópico que se puede utilizar mediante el uso de aceites para masajes, así como para el cuidado de la piel y los baños. Al aplicar aceite a los músculos y otras regiones dolorosas, puede masajear los aceites en el tejido y aumentar la circulación que ayuda a absorber las propiedades medicinales de los aceites esenciales. Desde hace mucho tiempo se cree que los lugares con glándulas sudoríparas o folículos para el pelo alrededor de las palmas y la cabeza pueden absorber más aceite y de una manera más efectiva.

Hay un proceso de dilución que debe realizarse antes de usar los aceites esenciales en su piel, así que tenga en cuenta los aceites que está aplicando y asegúrese de aplicarlos de la manera adecuada. La mayoría de los aceites deberán diluirse hasta un cierto porcentaje en función del nivel de concentración en que se encuentren. Estos detalles serán discutidos un poco más adelante en este libro con cada receta, sin embargo, quería tocar los detalles un poco aquí.

Hay algunos aceites portadores que se pueden usar para diluir los aceites esenciales y se basan principalmente en el propósito, así como en las preferencias personales. Si tiene una alta probabilidad de alergia, debe verificar si hay una reacción alérgica antes de usarlos.

Conocer los perfiles de sus aceites puede determinar los tipos de usos para los que serían útiles de una manera medicinal. Por ejemplo, el aceite de árbol de té es ideal para usar con el acné, infecciones que son causadas por hongos, piojos, pie de atleta, sarna, tiña y otros gérmenes microbianos. Pero eso no es todo lo que puedes hacer con el aceite de árbol de té. De hecho, los aceites del árbol del té son tan efectivos en tantas cosas diferentes que muchas personas, incluyéndome a mí, lo convierten en un elemento básico en su hogar. ¿Qué otro remedio sabe que puede curar infecciones del oído, dolor de muelas, tiña, piojos, picaduras de insectos, forúnculos, infecciones en la nariz o boca, herpes labial, sarna, pie de atleta, acné, así como tratar la tos, inflamación pulmonar y ¿Limpias tu casa de gérmenes? Sin embargo, hay algunas cosas a considerar antes de usar el aceite de árbol de té. Estos están relacionados con el embarazo y la lactancia materna.

Nunca debe aplicar o usar el aceite de árbol de té mientras está amamantando o embarazada, y nunca beba ni ingiera aceite de árbol de té ya que es tóxico. Para los niños pequeños, debe evitar el uso de aceite de árbol de té con lavanda, ya que posiblemente afectará sus hormonas y alterará el proceso normal que experimentan durante la pubertad.

Otro uso medicinal muy popular para los aceites esenciales es el uso de aceite de lavanda. Si bien muchas personas hablan sobre el aceite de lavanda, ¿saben realmente la gama completa de beneficios que puede ofrecer el aceite de lavanda? Probablemente no. Por lo tanto, conocer los aceites que usa y los beneficios de usarlos es clave para usarlos de manera efectiva con un propósito medicinal efectivo. En el antiguo Egipto, el uso de aceite de lavanda proporcionó una manera de momificar a los seres queridos fallecidos. Muchos de los arqueólogos de las tumbas han declarado que el olor a lavanda se detectó durante más de 3000 años en las tumbas de los faraones y los reyes. También es un gran uso para los beneficios antibacterianos, así como para los tipos de enfermedades del sistema digestivo y la artritis reumatoide. Los beneficios del aceite de lavanda se pueden ver en los beneficios que proporciona para aliviar los dolores de cabeza, curar algunas quemaduras, mejorar el sueño, reducir la ansiedad y el estrés emocionalmente cargado, restaurar la piel de los problemas del cutis y luego reducir el acné asociado. Con el problema de la tez, alivie el dolor de las articulaciones artríticas y proteja de los síntomas de tipo diabetes. Es lo suficientemente suave para una aplicación directa que lo convierte en un excelente aceite para tener en su kit de uso con fines medicinales.

Otro gran aceite con algunos beneficios medicinales maravillosos es el aceite de menta. La menta es una raza cruzada entre la menta de agua y la menta verde, que se puede cultivar en América del Norte y Europa. Muchos chefs o panaderos usarán aceite de menta en su horneado y cocinarán para darle sabor, así como en bebidas para un toque maravilloso. También puede encontrarlo aplicado en jabones y cosméticos para un efecto refrescante maravilloso. Es excelente como un suplemento dietético junto con beneficios para la salud a través del uso tópico y ungüentos. Es ampliamente sabido que el uso de aceite de menta es ideal para quienes padecen el síndrome del intestino irritable. Ya que ayuda con la digestión de sus alimentos y la prevención de espasmos estomacales dentro de su tracto GI, puede evitar la endoscopia o el enema de bario. Cuando se usa para un alivio tópico de dolores de cabeza y pezones que se agrietan de la práctica de la lactancia materna, es bastante calmante. Sin embargo, debe tener en cuenta los efectos secundarios que se han informado, como la interacción con medicamentos específicos y la acidez estomacal.

Estos son solo algunos de los aceites que pueden brindar alivio a tantas dolencias médicas. Con la gran y vasta variedad de aceites en el mercado, sería difícil obtener una imagen completa de su uso en este capítulo. Pero puedo darte una idea básica que te ayudará a comenzar tu ruta a base de hierbas con aceites esenciales. En el siguiente capítulo, repasaré varias recetas fáciles de seguir con pasos de dilución y métodos de preparación adecuados para varias enfermedades que podrían estar afectando a su familia.

Capítulo 4: Conceptos básicos de aceites esenciales

Hay varios aceites que hacen la lista de compras necesarias al comenzar con aceites esenciales. A continuación, incluiré todos los detalles que necesitarás saber sobre esos aceites y por qué son tan especiales. Esta no es una lista completa de aceites, ya que hay más de 200 aceites, pero esta es una lista para principiantes que lo llevará al viaje de la curación natural y un estilo de vida saludable.

Perfiles para uso medicinal

Bergamota

La bergamota es un aroma a base de cítricos y ayuda a aliviar:

- Tensión nerviosa.
- Balances del sistema nervioso.
- Disinfección.
- Estado de animo edificante.
- Reducción de ansiedad.
- Reducción de estrés.

Cajeput

Cajeput es un aroma a base de alcanfor y ayuda a aliviar:

- Repelente de insectos.
- Ayuda con el sueño reparador.
- Romper la congestión.
- Calienta el interior de tu cuerpo.

- Efecto calmante.
- Ayuda a relajar los musculos que se tensan.
- Alivia los Dolores musculares.
- Ayuda con la respiracion mediante el uso de vapores.
- Desinfectante.

Salvia Esclarea

La Salvia esclarea es un aroma a base de dulce y picante que ayuda a aliviar:

- Fomento del a comunicación.
- Equilibrio hormonal con estrogeno.
- Ayuda a dormir.
- Afrodisiaco.
- Ayuda digestiva.
- Reductor de dolor.
- Calmante.
- Reducción de estrés.
- Alivia la tensión.

Manzanilla

La manzanilla es un aroma a base de almizcle y ayuda a aliviar:

- Picadura de insectos.
- Calmante.
- Ayuda a dormer.
- Mejorador del apetito.
- Sanador de piel.
- Ayuda digestiva.

- Reduce la inflamación.
- Reductor de dolor.
- Reduce el strés.
- Alivia la tensión.

Clavo

El clavo de olor es un aroma caliente y picante y ayuda a aliviar:

- Repelente de insectos.
- Mejora el estado de ánimo.
- Reductor de fatiga.
- Afrodisiaco.
- Ayuda a la digestión.
- Desinfectante.
- Ayuda respiratoria con vapores.
- Reductor de dolor.
- Mejora la claridad mental.
- Ayuda con la memoria.

Eucalipto

El eucalipto es similar al alcanfor con un aroma fresco y ayuda a aliviar:

- Repelente de insectos.
- Ayuda respiratoria con vapores.
- Enfriador corporal.
- Reductor de dolor.
- Reduce la congestion.
- Refrescante.

- Reductor de inflamación.
- Disinfectante.

Pomelo

El pomelo es a base de cítricos, y ayuda a aliviar:
- Purifica el cuerpo.
- Reduce los depositos de celulitis.
- Aumenta la fuerza fisica.
- Efecto refescante en el cuerpo.
- Eleva el estado de ánimo.
- Refescante.
- Energizante
- Mejora la claridad mental.
- Mejora la memoria.
- Alivia la fatiga.

Geranio

El aroma de geranio está basado en rosas, y ayuda a aliviar:
- Repelente de insectos.
- Picazon en la piel.
- Reduce el dolor.
- Reduce el estrés.
- Alivia la tension.
- Estimulante en dosis altas.
- Lavanta el estado de ánimo.
- Reduce la inflamación.
- Reduce los depositos de celulitis.

- Ayuda con el sangrado por lesiones.
- Fomenta la comunicación.
- Calmante en dosis bajas.

Hierba de limón

El aroma de la hierba de limón es a base de limón y ayuda al alivio de:

- Repelente de insectos.
- Ayuda a la digestión.
- Ayuda respiratoria con vapors.
- Se contraen tejidos conectivos debiles.
- Estimula la lactancia.
- Reduce la inflamación.
- Calmante.
- Edifica el estado de animo.
- Equilibra el sistema nervioso.
- Tonifica la piel.
- Desinfectante.

Cedro

El aroma de madera de cedro está basado en madera y ayuda a aliviar:

- Repelente de insectos.
- Reduce el dolor.
- Asistente de meditación.
- Calmante.
- Reduce la ansiedad.

- Alivia la tensión.
- Ayuda a dormir.
- Ayuda respiratoria con vapors.

Jazmín

El jazmín es un aroma dulce a base de flores y ayuda a aliviar:

- Afrodisíaco.
- Edifice el estado de ánimo.

Mirra

La mirra es una fragancia amarga y ayuda a aliviar:

- Sanador de piel.
- Asistente de meditación.
- Edifica el estado de ánimo.
- Alivia la inflamación.
-

Lavanda

La lavanda es un aroma limpio y fresco que ayuda a aliviar:

- Repelente de insectos.
- Sanador de piel.
- Desinfectante.
- Mejora la digestión.
- Mejora la respiración con vapores.
- Rompe la congestión.
- Mejora el sueño.
- Reduce la inflamación.

- Edifica es estado de ánimo.
- Relaja los musculos apretados.
- Reduce el estrés.
- Alivia la tensión.
- Estimulante en dosis altas.
- Calmantes en dosis bajas.
- Equilibra los cambios de humor.
- Purifica el cuerpo.
- Suaviza las picaduras de insect.
- Alivia el dolor.

Incienso.

El incienso es un olor similar al alcanfor y a base de madera y ayuda a aliviar:

- Rejuvenece la piel
- Reduce las arrugas.
- Reduce la inflamación.
- Fomenta la comunicación.
- Ayuda a dormir.
- Asistente de meditación.
- Calmante.

Limón

El limón es un aroma a base de limón y ayuda a aliviar:

- Suaviza las picaduras de insectos.
- Detiene el sangrado en lesiones.
- Refrescante.

- Desinfectante
- Purifica el cuerpo.
- Mejora la claridad mental.
- Mejora la memoria.
- Edifica el estado de ánimo.
- Alivia la fatiga.
- Equilibra el sistema nervioso.
- Energizante.
- Calmante
- Equilibra.
- Efecto refrescante en el cuerpo.
- Reduce los depositos de celulitis.

Neroli

Neroli es un aroma dulce a base de flores y ayuda a aliviar:

- Edifica el estado de ánimo.
- Ayuda a dormer.
- Alivio de la tension nerviosa.

Naranja

La naranja es un aroma dulce a base de naranja y ayuda a aliviar:

- Purifica el cuerpo.
- Edifica el estado de ánimo.
- Refresca el cuerpo.
- Mejora el sueño.
- Calmante.
- Reduce el estrés.

Pachulí

El pachulí es un aroma a base de almizcle y ayuda a aliviar::

- Repelente de insectos.
- Desinfectante.
- Edifica el ánimo.
- Afrodisíaco.
- Estimula los nervios.
- Rejuvenece la piel.
-

Menta

La menta es un fuerte aroma a base de menta y ayuda a aliviar:

- Repelente de insectos.
- Alivia la piel con piquiña
- Mejora la claridad mental.
- Mejora la memoria.
- Reduce la lactancia.
- Mejora el apetito.
- Reduce la inflamación.
- Mejora la digestión.
- Refrescante.
- Afrodisíaco.
- Estimula los nervios.
- Mejora la respiración con vapores.
- Alivia la congestión.
- Alivia la fatiga.
- Reduce el dolor.

- Refresca el cuerpo.
- Edifica el ánimo.
- Energizante.

Romero

El romero es un fuerte olor a base de alcanfor y ayuda a aliviar::

- Repelente de insectos.
- Reduce los depositos de celulitis.
- Desinfectante.
- Energizante.
- Reduce los musculos tensos.
- Reduce el dolor.
- Estimula los nervios.
- Mejora los nervios.
- Mejora la claridad mental.
- Mejora la memoria.
- Purifica el cuerpo.
- Alivia la fatiga.
- Edifica el estado de ánimo.

Sándalo

El sándalo es un aroma a base de madera y ayuda a aliviar::

- Sanador de piel
- Estado de ánimo edificante.
- Afrodisíaco.
- Asistente de meditación.
- Calmante.

- Reduce el estrés.
- Mejora el sueño.

Salvia

La Salvia es un aroma a base de especias y ayuda a aliviar:

- Desinfectante
- Reduce el dolor.
- Reduce la lactancia
- Reduce la transpiración.
- Purifica el cuerpo.

Palmarosa

La Palmarosa es un aroma a base de dulce y ayuda a aliviar:

- Sanador.
- Hidratante.
- Regenerador.
- Reduce la inflamación.
- Reduce el dolor.
- Calienta el cuerpo.
- Alivia musculos tensos.
- Edifica el estado de ánimo.

Árbol de Té

El Árbol de té es un aroma a base de alcanfor y ayuda a aliviar:

- Sanador de piel
- Mejora la respiración con vapores.
- Reduce el dolor.

- Desinfectante.

Tomillo

El tomillo es un aroma caliente y picante y ayuda a aliviar:

- Repelente de insectos.
- Purifica el cuerpo.
- Incrementa la transpiración.
- Mejora el apetito.
- Reduce los depositos de celulitis
- Desinfectante
- Mejora la claridad mental.
- Mejora la memoria.
- Mejora la digestion.
- Mejora la respiración con vapors.
- Reduce la inflamación.
- Ayuda con la congestion.
- Mejora la fuerza física.
- Edifica el estado de ánimo.
- Afrodisíaco.
- Reduce el dolor.
- Calienta el cuerpo.
- Reduce los musculos tensos.

Estos son solo algunos de los aceites esenciales que puede usar para las recetas más adelante en este libro. Aunque esta no es una biblia completa de aceites esenciales, es un gran lugar para comenzar su viaje.

Metodos de aplicación

Los métodos de aplicación para los aceites esenciales son bastante fáciles de recordar. Cuando aplique aceite a una parte adolorida o lesionada, simplemente aplíquelo directamente en el lugar lesionado o adolorido. Cuando use un efecto aromático, podrá usar un difusor o un inhalador. También puedes usar la olla neti. En la aplicación, para tener un efecto de cuerpo completo, puede aplicar a varios puntos de su cuerpo.

Éstos incluyen:

- Templos
- Detrás de las orejas.
- En la parte posterior de tu cuello.
- Debajo de tus brazos y pies.
- Muñecas.
- Frente.

Todos estos métodos de aplicación se pueden utilizar según el efecto que esté intentando recibir. Los hombres, las mujeres y los niños pueden manejar aceites esenciales dependiendo del tipo de aceite y las condiciones de salud que enfrentan.

Mezclando Correctamente

Se necesita la técnica de mezcla adecuada para mantener una mezcla de aromaterapia pura. Para mezclar los aceites, deberá comenzar con un recipiente de vidrio o un recipiente para mezclarlos.

A continuación, deberá aplicar el aceite o aceites de los que está utilizando la mayor cantidad de gotas. Esto le permite agregar la dosis más alta a la dosis más baja con los aceites. Una vez que todos los aceites se hayan aplicado al recipiente o recipiente, debe colocar la tapa en el recipiente o recipiente y rodar la botella entre las palmas. Luego, usando su primer dedo y pulgar, dé la vuelta al frasco y luego con el lado derecho hacia arriba. Esto ayuda a incorporar los aceites juntos. También puede comenzar girando los aceites en la botella para asegurarse de que todo el aceite se encuentre en la parte inferior del recipiente o frasco.

Después de mezclar los aceites correctamente, deberá agregar el aceite portador que esté usando. Recuerde, cada aceite debe usarse con precaución y la mayoría de ellos requiere un efecto de mezcla con aceites portadores. Hay varios aceites portadores que puedes usar. A continuación se muestra una lista de las más comunes.

- Almendra.
- Coco.
- Aceituna.
- Semilla de uva.
- Macadamia.
- Melocotón.
- Hueso de albaricoque.
- Avellana.
- Camelia
- Germen de trigo.
- Rosa mosqueta.

- Borraja.
- Zanahoria.
- Onagra.
- Aguacate.
- Jojoba.
- Y varios otros.

Precauciones al tomar

Hay varias precauciones que deberá tomar cuando use aceites en mujeres, hombres, niños y mascotas.

Mujeres

Las mujeres embarazadas deben abstenerse de usar aceites esenciales. Aunque hay algunos que se encuentran para el embarazo y la lactancia, es mejor evitarlos, ya que el feto podría ser alérgico y potencialmente dañarlo.

Los que están a salvo en cantidades pequeñas y ridículamente pequeñas:

- Cardamomo.
- Geranio.
- Cilantro.
- Jengibre.
- Lavanda.
- Pomelo.
- Menta verde.
- Petitgrain.
- Ylang-Ylang.

- Melissa.
- Palmarosa.
- Mandarina.
- Lima.
- Hierba de limón.
- Limón.
- Neroli.

Precauciones y procedimientos a seguir.

Las personas con muchas reacciones alérgicas deben tomar precauciones para determinar si son alérgicas a alguno de los aceites esenciales. Para probar su reacción alérgica, siga estos pasos:

- Frote su pecho con aceite portador.
- Espere 12 horas.
- Examine la piel roja o con picazón.

Si no hay irritación, entonces puedes comenzar a probar los aceites esenciales:

- • Agregue 1 gota de cualquier aceite esencial que desee probar dentro de las 15 gotas del aceite portador.
- • Si no hay reacción después de que el aceite se haya asentado en su piel durante 12 horas, entonces estará seguro.

Otra cosa para recordar es que los aceites no necesitan aplicarse directamente en estas áreas:

- Los ojos.
- Los labios.
- Los genitales.

- O cualquier otra area sensible antes de la prueba.

Si le entra aceite en los ojos, es mejor tratar de enjuagarlo con agua o usar aceite de almendras dulces y colocar una gota en el ojo para neutralizar el aceite.

El alcohol no es una gran combinación cuando se usan aceites esenciales; Sin embargo, una copa de vino en la cena es perfectamente aceptable.

Evite la exposición a la luz solar cuando aplique cítricos directamente, ya que esto puede causar que la piel se queme con la exposición.

Estas pieles pueden ser irritantes para su piel, así que tome precauciones y úselo con moderación:

- Clavo.
- Hierba de limón.
- Canela.
- Mandarina.
- Melissa.
- Limón.
- Pomelo.
- Menta.
- Naranja.
- Menta verde.
- Pimienta negra.

Si sufres de piel sensible, debes aplicar estos aceites en un baño, para manos, cuerpo y pies, a la mitad.

No deben usarse si está tomando medicamentos que podrían ser alterados por los aceites.

Todos los aceites esenciales deben almacenarse correctamente y por encima del alcance de un niño. Si los aceites se almacenan en aceites ligeros y oxigenados, comenzarán a deteriorarse. Use un ambiente oscuro y fresco para el almacenamiento. Refrigerarlas reducirá la velocidad de deterioro. Todas las botellas deben cerrarse herméticamente. Esto evita la evaporación y oxidación. Maneje sus aceites con cuidado para no arruinar los muebles y el acabado de la madera.

La vida útil de un aceite refinado es de un año, mientras que la falta de refinación sería más corta. Por lo tanto, guárdelos en el refrigerador una vez abierto para extender su vida útil. La mayoría de los aceites vivirán entre 1 y 2 años si se almacenan correctamente Los cítricos solo permanecen vivos durante 6 a 9 meses, según el almacenamiento y el uso.

Cada persona que esté utilizando tipo de medicamento para una dolencia. Antes de comenzar un régimen de aceites esenciales, asegúrese de que los aceites no interfieran con las dolencias que tiene. Por ejemplo, los pacientes con presión arterial baja y los pacientes cardíacos no deben usar aceite de toronja. Los bebés no deben usar aceite de árbol de té o cualquier cosa que esté basada en el alcanfor.

Capítulo 5: La mejor ubicación para comprar sus aceites para sus necesidades de atención médica domiciliaria y qué buscar al comprarlos

Hay muchas compañías que proporcionan aceites esenciales para comprar, sin embargo, ¿cómo saber si son la compañía perfecta para usted? Primero, necesitas examinar cuán puros y auténticos son los aceites. Esto se puede hacer de varias maneras.

Para probar los aceites de una empresa, debe comprar una muestra de algunos de los aceites que desea comprar. Luego ponlos a prueba en la prueba de cartulina blanca.

Las pruebas de cartulina blanca

Elija el aceite que desea usar y gotee una gota en el papel de tarjetas. Después de 48 horas, el aceite debe evaporarse, sin dejar rastro, olor ni color, a menos que sea el aceite de color cítrico. Esto mostrará la pureza del aceite y que no ha sido alterado.

Las pruebas de agua

Elija el aceite que desea utilizar. Goteo en el agua. Si se vuelve lechoso o cambia el color del agua, entonces se ha alterado.

Compruebe el precio

Si el precio es muy similar en rango o es mucho más bajo que en otras compañías, entonces no están vendiendo aceites puros y auténticos. Sin embargo, esto funciona a la inversa también. Si el precio es escandalosamente más alto que el de las empresas de renombre, entonces tampoco están vendiendo aceites puros y auténticos, y están utilizando el precio para falsificar la calidad del producto. Si ve aceite de rosa en incrementos de ½ onza o 1 onza y es asequible, entonces manténgase alejado. Los únicos que se venden en recipientes de 5 ml o 0,10 ml y un recipiente de 0,5 ml cuestan aproximadamente $ 295.

Algunas empresas de renombre que nunca han tenido una situación controvertida sobre sus productos o métodos serían:

- Mountain Rose Herb

  www.mountainroseherb.com

- Plant Therapy

  www.planttherapy.com

- Florihana

  www.florihana.com

- Fragrant Earth

  www.fragrant-earth.com

- Essence Aura Aromatherapy

  www.essentialaura.com

  www.organicfair.com

Capítulo 6: Cómo los aceites esenciales pueden influir en sus objetivos de pérdida de peso

Los aceites esenciales han sido fundamentales para ayudar a las personas a curarse de múltiples enfermedades diferentes, y en este libro, hablaré sobre los beneficios que encontrará al utilizar aceites esenciales para perder peso.

Muchas personas sufren dificultades para lograr perder peso. Gastan miles de dólares al mes en dietas de moda y programas de ejercicio que nunca usan. Suplican y suplican a Dios y piden la manera fácil de perder peso. Muchas personas pueden realmente intentar bajar de peso, pero la mayoría simplemente se quejará de que es demasiado difícil o de que el hecho de alterar sus porciones y la cantidad de alimentos que consumen por día solo los hará sentir más hambre. Esto se convierte en un ciclo interminable de querer un cambio pero nunca lograrlo realmente. Después de años de intentar bajar de peso sin realmente esforzarse, buscarán una intervención médica y tomarán pastillas para adelgazar o se someterán a una cirugía de bypass gástrico.

Sin embargo, estos son solo una solución temporal, ya que los hábitos que los llevaron a este punto aún no se han modificado. Al cambiar sus hábitos y crear hábitos más saludables y más nutritivos, puede comenzar a ver un cambio real. En este libro, analizaré no solo las formas en que puedes usar los aceites esenciales para crear ese cambio, sino también las formas de usar los aceites esenciales para bloquear los bocadillos, curvar el apetito y ayudar a reducir la grasa dentro de tu cuerpo.

Responda estas preguntas antes de comenzar:

¿Has estado tratando de perder peso, pero tu cuerpo simplemente no lo tiene?

¿Alguna vez ha considerado los aceites esenciales como un método para ayudar con su viaje de pérdida de peso?

Al considerar cambios en el estilo de vida más saludables, ¿empieza a estresarse y se pone demasiado ansioso?

Si ha pensado en alguna de estas preguntas al menos una vez, los aceites esenciales son exactamente lo que necesitará para ayudarlo en su camino hacia un viaje saludable para perder peso.

Aunque los aceites esenciales solo pueden ayudar con una pequeña parte del viaje de la pérdida de peso, es una parte especialmente útil. Cada aceite esencial que se puede usar para bajar de peso tiene un beneficio tanto práctico como medicinal. A continuación, detallaré cada aceite y el beneficio que proporciona.

Aceites de Pomelo

Incrementa el metabolismo.

Aceite de romero

Ayuda a disminuir el cortisol, lo que reduce los niveles de estrés asociados con el aumento de peso.

Aceite de hinojo

Se aumentan los niveles de energía.

Aceite de naranja

Disminuye el apetito y reduce el exceso de comida que se acumularía en libras.

Aceite de canela

Controla los niveles de azúcar en la sangre ayudando con el procesamiento.

Aceite de sándalo

Suprime lo negativo y promueve la calma.

Aceite de bergamota

La mente está más clara, y tú estás más despierto.

Aceite de lavanda

El estrés se calma y la ansiedad se reduce.

Aceite de jengibre

Ayuda a la salud digestiva.

Aceite de eucalipto

El estrés y la ansiedad se alivian.

Aceite de menta

Se suprime el apetito.

Aceite de incienso

Acelera tu digestión con la producción de bilis y jugos gástricos.

Aceite de limon

Disuelve la grasa fácilmente.

Aceite de jazmín

La ansiedad se reduce, el deseo sexual aumenta y la depresión y el insomnio se reducen.

Ahora que ha aprendido qué aceites son los más adecuados para perder peso, es hora de pasar a algunas recetas fáciles de seguir que le darán una mejor comprensión de cómo utilizarlos en su estilo de vida. La pérdida de peso no es fácil, y no sucederá de la noche a la mañana. Sin embargo, será mucho más fácil cuando use aceites esenciales para obtener los resultados que desea sin tener que preocuparse por el resultado.

El siguiente capítulo lo guía a través de varias recetas para su uso en el hogar. Hay de todo:

- Recetas de pérdida de peso que son tópicas;
- Recetas de pérdida de peso que pueden ser ingeridas;
- Recetas de pérdida de peso que son inhalantes;

- **Y mucho más.**

Con esto, saque un cuaderno y un bolígrafo y comience a tomar notas sobre todos los aceites que se incluyen en el siguiente capítulo y comience a incorporar las recetas correctas en su vida diaria y vea un aumento en la reducción de su peso.

Es posible que no esté contento ahora con la cantidad de peso que tiene sobre usted, pero después de un uso continuo de este libro y una dieta y ejercicio adecuados, ¡debería comenzar a tomar forma un cambio drástico!

Capítulo 7: Recetas fáciles de seguir para bajar de peso

Receta de aceite esencial de pérdida de peso de pomelo

Agregue 2 gotas de aceite de toronja en su agua y beba todos los días para aumentar sus esfuerzos para perder peso. Esto debe hacerse a primera hora de la mañana. Esto aumenta su metabolismo y desintoxica su cuerpo y aumenta su pérdida de grasa. Esto ayudará a mantener la pérdida de peso. Al beber esta mezcla, puede aliviar la hinchazón que se encuentra en el estómago y digerir los alimentos con mayor facilidad.

Use un inhalador para obtener un resultado directo que los antojos cuando está a dieta. El aceite de pomelo tiene un aroma fresco y aromático que se puede aprovechar agregando unas gotas a un recipiente inhalador o una bola de algodón. Luego, colócalo debajo de tu nariz y respira profundamente. Esto ayuda con el nervio parasimpático dentro de la región gástrica. Este mecanismo permite que la grelina se active para la inducción de la alimentación. Este es el proceso por el cual nuestro cuerpo tiene antojos.

La aplicación tópica es una excelente manera de utilizar aceites esenciales. Puede aplicarlos en las sienes, las muñecas, el pecho, el estómago, debajo de la nariz y en otros lugares que se beneficiarían con esta aplicación. Mediante el uso de esta aplicación, puede curvar los antojos, así como el apetito.

Al agregar unas gotas de aceite esencial a un difusor, podrás combatir los antojos que te están golpeando con fuerza durante esos días y noches de pérdida de peso. Estos pueden ser tiempos difíciles de superar, y luchar contra los antojos es una necesidad.

Usarlo junto con una crema para la celulitis puede ayudar a combatir más efectos inflamatorios y usa bromelaína para romper la celulitis mucho más rápido.

Crema para la celulitis que es totalmente natural usando aceite esencial de pomelo

Aceite portador de aceite de coco (0.50c.)
Aceite esencial de pomelo (15)
Jarra de vidrio para almacenamiento

Mezcle correctamente la toronja con el coco y guárdela en el recipiente de almacenamiento que es de vidrio. Utiliza este masaje para masajear tus zonas con celulitis. Debes masajear durante 5 minutos a la vez. Esto reafirmará y reducirá la celulitis.

Receta de pérdida de peso con esencia de aceite de Canela

Coloque 2 gotas en una botella de agua de vidrio o una taza de té o café. También puede colocar 2 gotas en el té y un poco de miel tibia para ayudar a eliminar los antojos y disminuir el apetito. Agregue canela a sus productos horneados para que pueda incorporar estos beneficios en todos sus alimentos.

Use un inhalador e inhale directamente unas gotas de canela en sus sentidos olfativos. Esto evitará que tenga problemas para comer en exceso, y también eliminará los antojos que definitivamente tendrá en los momentos estresantes y en la noche. También te ayudará a sentirte más lleno por dentro y tu estado de ánimo mejorará. Si usted es un comedor emocional, definitivamente se beneficiará de este tipo de aplicación.

Aplique la canela como una aplicación tópica con un aceite portador y vea los beneficios de usar este maravilloso aceite esencial. Luego se requiere el uso de jojoba, tamanu o aceite de coco, ya que se trata de una aplicación tópica. Puede ejecutar la aplicación en su pecho o su muñeca.

Coloque unas gotas en el difusor y vea qué tan bien huele su casa después. También puede notar que no está lidiando con esos antojos de bocadillos de medianoche. Esto ayudará a que aumente su estado de ánimo y ya no sentirá bocadillos o hambre debido a las emociones.

Receta de pérdida de peso con esencia de aceite de Jengibre

Coloque unas gotas de aceite esencial de jengibre en un vaso de agua tibia y exprima unas gotas de limón con un poco de miel cruda. Esto ayudará con su viaje de pérdida de peso y sabe muy bien.

Con un inhalador, aplique unas gotas de jengibre dentro del inhalador o en una bola de algodón y úselo para inhalar cuando tenga antojos. Esto también le ayudará a disminuir la velocidad mientras come y tomarse su tiempo. Cuando se apresura mientras come, tiende a comer más de lo necesario, ya que su estómago no tiene tiempo para ponerse al día. Este inhalador también es una excelente manera de levantar el ánimo.

Receta de pérdida de peso con esencia de aceite de Menta

Use unas gotas de aceite de menta en un poco de agua y tómela antes de comer una comida. Esto ayudará a suprimir su apetito. Se recomienda usar una marca terapéutica de aceite esencial para cualquier aplicación que implique ingestión.

Inhalar un poco de aceite de menta no solo te recordará la época navideña, sino que también te ayudará a bloquear el apetito cuando comes debido al estrés o las emociones. Esto también activará su estómago para impedir que coma al activar su medidor completo. Intente esto antes de comer para obtener el beneficio completo de este uso.

Difundir el aceite de menta en su hogar hará que su hogar huela de forma maravillosa y le ayudará a no sentir la necesidad de comer. Es edificante y bloquea esos antojos fácilmente. También le proporciona la energía necesaria para estar activo durante todo el día. Esto te motivará a hacer ejercicio o más actividades. Lo que en definitiva te ayuda a perder peso.

Receta de pérdida de peso con esencia de aceite de Limón

Agregue limón a su agua diariamente para ayudar a descomponer la grasa y perder peso. Esto ayudará a que su tracto digestivo funcione correctamente y también ayudará a desintoxicar su cuerpo de todos los químicos tóxicos que ha ingerido mientras comía alimentos poco saludables.

Inhalar limón es una excelente manera de obtener un aroma fresco y refrescante y también bloquear los antojos que seguramente lo afectarán. Lo mejor de los limones es que suprimirán su necesidad de comer en exceso, lo que hará que pierda peso rápidamente.

Los masajes son una forma maravillosa de eliminar el estrés y agregar alivio a la tensión en tu cuerpo. Al usar aceite esencial de limón junto con un aceite portador, puede obtener beneficios adicionales. Masajee este aceite en las áreas de la celulitis para reducir la celulitis, así como eliminar las células grasas.

Receta de inhalador para bajar de peso

Aceite esencial de albahaca (3).

Aceite esencial de limón (4).

Aceite esencial de orégano (3).

2 cápsulas para bajar de peso

Cápsulas de gelatina vacía.

Aceite esencial de pomelo (1).

Aceite esencial de limón (1).

Aceite esencial de menta (1).

Aceite de oliva (llenar el espacio).

Haciendo tus capsulas:

1. Usando sus aceites, coloque (1) por aceite esencial en cada cápsula.

2. Rellene el espacio restante con el aceite de oliva.

3. Cierre su cápsula y disfrute perdiendo peso.

Al tomar una píldora todos los días por la mañana, puede comenzar a ver cambios en sus hábitos alimenticios y su peso comenzará a desaparecer. Luego, tome otra por la tarde antes de almorzar y aumentará sus posibilidades de perder peso de manera exponencial.

Receta de pérdida de peso con esencia de aceite de Bergamota

La bergamota es un gran aceite para usar dentro de un inhalador. Proporciona un olor amaderado mohoso que ayuda a reducir la cantidad que está comiendo al suprimir su necesidad de comer más. Esto te ayuda a perder peso y también te da ese aroma maravilloso para oler.

Al colocar unas gotas en la ducha, puede obtener todos los beneficios de los aceites esenciales sin la molestia de tener que aprender a mezclarlos. Asegúrese de tapar el desagüe para no perder las gotas de aceite mientras se ducha. Inhale profundamente por los beneficios que son de naturaleza medicinal, así como refrescantes para los sentidos. Esto te permitirá amplificar tu viaje de pérdida de peso.

Receta Difusora Para Adelgazar

Aceite esencial de bergamota (3).

Aceite esencial de geranio (3).

Aceite esencial de mandarina (3).

Coloque esta receta en un difusor para enviar ese beneficio de pérdida de peso a lo largo de su hogar o úsela en un algodón o un pañuelo como inhalador que es personal para usted. Nadie sabrá que estás trabajando para perder peso hasta que empiecen a ver que esas libras se derriten. Esto también lo ayudará a dormir lo necesario para un estilo de vida adecuado y saludable.

Receta de pérdida de peso con esencia de aceite de Sándalo

El sándalo es un aceite maravilloso para usar en un difusor o inhalador. Puede colocarlo en una bola de algodón e inhalarlo debajo de su nariz o colocar unas gotas en el difusor y dejar que toda la casa se beneficie de él. Esto puede estimular una sensación de relajación y desviar su mente para centrarse en algo además de la comida. Cuando difunda el aceite, descubrirá que es un acabado relajante para un día súper largo.

La aplicación tópica se puede hacer cuando se trabaja con sándalo, sin embargo, necesitará un aceite portador cuando se aplique. En cualquier momento que tenga ganas de comer bocadillos en la chatarra, simplemente use su aceite mezclado para reducir esos antojos frotándolo en sus muñecas. También puede frotar esto en sus tobillos para un alivio del estrés del día.

Receta de pérdida de peso con esencia de aceite de Lavanda

Inhalar la lavanda es calmante y calma a la bestia que vive dentro y que anhela basura. Al usar 2 o 3 gotas, puede concentrarse en aliviar las emociones que le causan estrés o anhelar comida chatarra. Proporciona un relajante alivio del estrés que disminuye la ansiedad.

La difusión de aceites esenciales es una de las mejores maneras de incorporar aceites esenciales en su hogar. Aporta una sensación de paz y tranquilidad al hogar y ayuda a los habitantes a relajarse. Al agregar algunas gotas de Aceite de lavanda, tendrá un aroma que viajará por toda la casa, reduciendo las tentaciones sobre los alimentos y los sentimientos de ansiedad en torno a la comida.

Inhalador para bajar de peso

Bola de algodón o mechas

Cartucho de inhalador

Aceite esencial de lavanda (15)

Cómo preparar este inhalador:

1. Usando una copa de vidrio, coloque las gotas de lavanda en el recipiente y empape las mechas de algodón o las bolas de algodón en el recipiente. Una vez que estén completamente empapados, colóquelos en el cartucho del inhalador y utilícelo para inhalar esa bondad de lavanda que lo ayuda a perder peso.

Receta de pérdida de peso con esencia de aceite de Hinojo

El hinojo tiene un olor fuerte y se puede agregar a un vaso de agua para evitar comer en exceso. También puede ayudarlo a digerir sus alimentos adecuadamente.

Otra gran manera de usar el hinojo es aplicarlo tópicamente con un aceite portador. Solo un pequeño toque en tu muñeca bloqueará el deseo de comer cosas azucaradas.

Inhalador para bajar de peso

Aceite de coco fraccionado (1 onza)

Aceite esencial de hinojo (18)

Dilución al 3%

Preparación de esta receta de inhalador:

1. Mezcla tu hinojo con el aceite de coco y guárdalo en una pequeña botella de vidrio. Esto le proporcionará una forma de llevarlo con usted para un fácil acceso.

Receta de pérdida de peso con esencia de aceite de Eucalipto

Inhalar Eucalipto lo ayudará a sentirse mucho más tranquilo y eliminará la necesidad de comer emocionalmente que mucha gente lo hace. Cuando comes emocionalmente, se debe al estrés, la ansiedad, el miedo, la depresión o la complacencia. Esto bloqueará la necesidad y también le proporcionará un hogar con un gran aroma.

Se sabe que el eucalipto ayuda a las personas a respirar mejor, pero también ayuda a las personas a sentirse frescas y listas para enfrentar el día. Esto crea una actitud positiva hacia el ejercicio, la pérdida de peso y cualquier otra cosa que tenga que enfrentar día a día. Coloque unas gotas en el fondo de la ducha para comenzar bien el día.

Receta de pérdida de peso con esencia de aceite de Incienso

El incienso fue uno de los aceites que se le dio al Niño Jesús y que tiene que decir algo sobre el valor de sus beneficios, ¿verdad? Entonces, como puede adivinar, aplicarlo a un inhalador y usarlo para bajar de peso no es un tramo lejano. Se ha sabido que el incienso crea una atmósfera de calma y ayuda a relajar la mente para que no comas emocionalmente.

La aplicación de unas gotas en un difusor ayudará a que todo su hogar huela a olor a la naturaleza de la tierra. Crea un aroma refrescante y también induce la sensación de que calma el sistema nervioso. Esto le impide comer bocadillos innecesarios y conduce a aliviar el estrés y reducir la ansiedad después de días largos y duros. Esto aumenta la reducción de los antojos.

Receta de pérdida de peso con esencia de aceite de Jazmín

El aceite de jazmín es un aroma maravilloso y floral que es ideal para los inhaladores, ya que evita el acto de comer en exceso. Coloque unas gotas en un pañuelo o pañuelo para que lo tenga en pie todo el día. Si se siente ansioso, puede usar esto para calmar sus sentimientos y reducir su estrés.

Un difusor es otra gran manera de ayudar con su viaje de pérdida de peso. Al agregar jazmín (3) y pomelo (5) a su difusor, tendrá un aroma cítrico que es refrescante y calmante. También proporciona una forma relajante de relajar el nervio parasimpático que se encuentra en el sistema gástrico. Esto evitará que enfrente los antojos, lo que la convierte en una excelente forma de perder peso.

Receta de pérdida de peso con esencia de aceite de Naranja

La naranja es un gran aroma cítrico que muchas personas disfrutan oliendo. Le brinda algunas ventajas, ya que energiza sus sentidos y estimula sus sentidos con el agradable aroma y reduce su necesidad de comer en exceso. Al inhalarlo, puede tener un remedio para ir mientras esté afuera que sea agradable para la nariz.

Colocar unas gotas de aceite de naranja en un poco de agua y beber esto durante las comidas ayudará a reducir la ingesta de alimentos. Esto proporciona una forma para que su estómago sepa intuitivamente cuando está lleno y le impide comer demasiado. El aceite de naranja es excelente como suplemento para perder peso.

Receta de pérdida de peso con esencia de aceite de Romero

El romero es una gran adición a cualquier comida, especialmente las comidas del sistema italiano. Lo que muchas personas no saben es que también es ideal para reducir los niveles de cortisol en su cuerpo, lo que lo hace sentir estrés. La psicología detrás de esto es que cuando estás menos estresado comerás menos comida. Por lo tanto, al estar menos estresado puede comenzar a reducir la ingesta de alimentos y perder peso. Esto recortará su cintura en ningún momento.

Más recetas para ayudarle con sus esfuerzos para perder peso

Receta Adicional # 1

Qué se necesita:

Difusor de casa

Aceite esencial de lavanda (5)

Aceite esencial de vetiver (4)

Coloque unas gotas dentro del difusor y enciéndalo antes de acostarse. Esto debería durar 15 minutos y luego tener 1 hora de tiempo libre. Este es un poderoso antiinflamatorio que ayuda a reducir la inflamación en las articulaciones. Esto te ayudará con la inflamación crónica y la pérdida de peso.

Receta Adicional # 2

Qué se necesita:

Difusor para tu hogar.

Aceite esencial de manzanilla romana

Difundir el aceite de manzanilla romana en su difusor agregará propiedades antiinflamatorias a su viaje de pérdida de peso. Cuanto menos inflamado esté tu cuerpo, menos comerás.

Algunas recetas clave que pueden ayudar con su viaje de pérdida de peso

Menta

La menta es un alivio del dolor y para aliviar el dolor de estómago. También proporciona un efecto fresco que ayudará con las fiebres. Al frotar tus sienes, puedes ver mejoras drásticas. Cuando difunde aceite de menta en su hogar, sentirá energía rápidamente y aumentará su nivel de actividad.

Agregue 10 gotas al baño y sumérjase en el agua para aliviar los músculos doloridos. Agregue 2 a un vaso de agua para una experiencia de aliento fresco de menta e incluya un poco en su pasta de dientes para un sabor refrescante en su boca.

Limón

El limón es ideal para ensaladas y batidos, por lo que agregar 3 gotas al agua también es una buena idea. Difúndalo en su hogar para un aroma limpio o en el trabajo para una experiencia energizante. Si experimenta algo de aturdimiento durante el día, debe intentar inhalar un poco de limón para que me recoja durante todo el día.

Pomelo

Agregar 3 gotas a un vaso de agua es una excelente manera de perder peso. También puede masajear su cuerpo con un poco de aceite de pomelo y experimentar un aroma refrescante mientras obtiene un alivio muy necesario. Difunde este aceite en tu hogar para obtener un aire más limpio y fresco, así como una forma de bloquear esos antojos.

Jengibre

Agregue unas gotas de este aceite a su té o un batido verde. Esta es una excelente manera de obtener los beneficios adicionales del jengibre en su día. También puede difundir el aceite en su hogar y experimentar un aroma especiado que ayudará a aliviar cualquier problema estomacal.

Citricos mixtos

- Eleva el estado de ánimo.

- Edificante.

- Quemador de grasa.

- Energizante.

Que necesitarás:

Aceite esencial de limón (3)

Aceite esencial de lima (3)

Aceite esencial de bergamota (3)

Aceite de coco (0.50c.)

Preparando la receta:

1. Combina tus aceites esenciales en una copa de vidrio y gira los aceites para mezclarlos. Luego vierta el aceite de coco y gírelo nuevamente.

2. Luego, use su aceite para masajes agregándolo a una loción, o perfumes agregándolo a una botella de spray.

Mezcla de menta / lavanda para calmar

- Calmante.

- Reduce la ansiedad.

- Relaja.

- Frena el apetito.

Que necesitarás:
Aceite de coco (0.50c.)
Aceite esencial de lavanda (5)
Aceite esencial de romero (5)

Preparación de esta mezcla de aceites esenciales:

1. Mezcla los aceites en una copa de vidrio y luego agrega el aceite de coco, girando para mezclar los aceites..

2. Una vez mezclado, agregue al esternón para bloquear los antojos de comida chatarra que experimentará mientras hace dieta. También puedes usar esto para aliviar la ansiedad.

Receta de vigorizante difusor De Aceite De Sándalo / De Canela

- Calienta

- Edifica

- Energiza

Que necesitarás:

Purificado en agua (0.25c.)

Aceite esencial de sándalo (4)

Aceite esencial de canela (2)

Preparación de esta mezcla de aceites esenciales:

1. Mezcla los aceites en una copa de vidrio, girando para mezclar los aceites.

2. Una vez mezclados, agregue los aceites a un difusor con agua purificada y enciéndalo durante 15 minutos, luego apáguelo durante al menos una hora.

3. Esto crea un efecto de calentamiento que lo motiva a ir al gimnasio o estar más activo.

Elixir de limón

- Desintoxica.

- Ayuda en la digestión.

Que necesitarás:

Purificado en agua (12 onzas)
Aceite esencial de limón (5)

Preparación de esta mezcla de aceites esenciales:

1. Agregue las gotas de limón a las 12 onzas. De agua y bebida a primera hora de la mañana.

2. El limón te ayudará a desintoxicar tu cuerpo. Esto ayuda a aumentar la actividad en su vida y también ayuda con la digestión. Bebe esto diariamente para una óptima salud y pérdida de peso.

Bálsamo energizante de pomelo

- Mejora el estado de ánimo

- Frena el apetito.

Que necesitarás:

Aceite portador (0.50c.)

Aceite esencial de pomelo (5)

Preparación de esta mezcla de aceites esenciales:

1. Mezcle el aceite con el aceite portador y guárdelo en un recipiente de vidrio.

2. Utilice este bálsamo para ayudar con sus necesidades de pérdida de peso.

3. Este bálsamo se almacena a temperatura ambiente durante 6 meses o menos.

Baño de menta

- Calmante.

- Reduce la ansiedad.

- Relaja.

- Frena el apetito.

Que necesitarás:
Aceite esencial de menta (5)

Preparación de esta mezcla de aceites esenciales:
1. 1. Deje caer unas gotas de menta en la ducha la próxima vez que esté allí. Esto promoverá la pérdida de peso y aliviará su estómago cuando se sienta enfermo. El olor a menta también será embriagador.

Limonada De Jengibre Para La Digestión

- Calmante.

- Reduce la ansiedad.

- Relajante.

- Frena el apetito.

Que necesitarás:

Agua (12 onzas)

Miel (1 pts)

Aceite esencial de limón (1)

Aceite esencial de jengibre (1)

Preparación de esta mezcla de aceites esenciales:

1. Mezcla el limón con el jengibre en un vaso de agua fría cada mañana.

2. Usa la miel para endulzarla para tu sabor favorito y una deliciosa limonada de jengibre para la digestión.

3. Disfruta de uno por día para obtener deliciosos beneficios de pérdida de peso y bondad.

Infusión de canela para la estufa

- Eliminación de ansias.

- Calentamiento.

- Invitación.

- Alivio.

Que necesitarás:

Agua (6c)

Aceite esencial de canela (10)

Preparación de esta mezcla de aceites esenciales:

1. Coloque su agua en su olla y encienda la estufa.

2. Deje caer el aceite de canela y deje que hierva durante 2 horas.

3. Déjala reposar y, a medida que se enfríe, infundirá a toda la casa esa bondad de canela.

4. Esto es excelente para el invierno y las temporadas de vacaciones.

Niebla de lavanda

- Calmante.

- Reduce la ansiedad.

- Alicia el estrés.

- Frena el apetito.

Que necesitarás:

Agua (12 onzas)

Spray botella de vidrio

Aceite esencial de lavanda (15)

Preparación de esta mezcla de aceites esenciales:

1. Aplique agua a la botella de spray y agregue el aceite de lavanda. Luego úsalo para rociar las habitaciones con el aroma de lavanda.

Té verde que es edificante

- Frena el apetito.

- Ayuda a la digestión.

Que necesitarás:

Agua (2c.)

Miel (1 pts)

Aceite esencial de jengibre (1)

Preparación de esta mezcla de aceites esenciales:

1. Hervir las tazas de agua antes de agregar las gotas..

2. Añadir las gotas al agua y luego la miel para endulzarla.

3. Tome una taza antes y despues de comer una comida.
   También debe tomar uno cuando coma bocadillos. Esto
   proporcionará una digestión adecuada.

Extintor de Hinojo

- Sacia tu sed.

- Beneficia tu Salud.

- Curva los antojos.

- Frena el apetito.

Que necesitarás:

Agua (1gal)

Miel (1 pts)

Aceite esencial de hinojo (2)

Preparación de esta mezcla de aceites esenciales:

1. Después del ejercicio, coloque 2 gotas de hinojo en una jarra de agua de 1 galón y bébalo.

2. El uso de hinojo no será abrumador ya que es una gran cantidad de agua con una pequeña cantidad de hinojo.

Elixir de cardamomo antes de la cena

- Soporte digestivo.

Que necesitarás:

Agua (12 onzas)

Miel (1 pts)

Aceite esencial de cardamomo (3)

Preparación de esta mezcla de aceites esenciales:

1. Después del ejercicio, coloque 2 gotas de cardamomo en una jarra de agua de 1 galón y bébalo..

2. El uso de cardamomo no será abrumador ya que es una gran cantidad de agua con una pequeña cantidad de cardamomo.

Bálsamo y aceite de masaje cítrico

- Incremento de energía.

- Beneficios de pérdida de peso.

- Quema grasa.

Que necesitarás:

Aceite portador (1c.).

Aceite esencial de naranja (5).

Aceite esencial de limón (5).

Aceite esencial de pomelo (5).

Preparación de esta mezcla de aceites esenciales:

1. Mezcle sus aceites y gírelos para obtener una mezcla adecuada.

2. Luego, agréguelos al aceite portador de su elección.

3. Luego, guarde esta receta en un recipiente que sea de vidrio y que pueda usarse más tarde.

4. Frota este bálsamo en las partes que más te molesten.

Las píldoras de la pérdida de peso remedios naturales # 1

• Soporte digestivo.

Que necesitarás:

Aceite de coco fraccionado (12).

Aceite esencial de limón (2).

Aceite esencial de pomelo (2).

Aceite esencial de menta (2).

Cápsula vacía de verdura.

Preparación de esta mezcla de aceites esenciales:

1. Mezcle los aceites esenciales en una copa de vidrio, luego gírelos para asegurar una mezcla adecuada.

2. Vierta el aceite de coco en la mezcla y gírelo para que se mezcle bien.

3. Una vez mezclados rellene su cápsula vegetal.

4. Tome una pastilla por día para el desayuno para aumentar la pérdida de peso.

5. Prepara una semana por adelantado para una aplicación más fácil.

Las píldoras de la pérdida de peso remedios

Naturales # 2

• Soporte digestivo.

Que necesitarás:

Aceite de coco fraccionado aceite (12).

Aceite esencial de canela (2).

Aceite esencial de limón (2).

Aceite esencial de pimienta negra (2).

Aceite esencial de pomelo (2).

Aceite esencial de menta (2).

Cápsula vacía de verdura.

Preparación de esta mezcla de aceites esenciales:

1. Mezcle los aceites esenciales en una copa de vidrio, luego gírelos para asegurar una mezcla adecuada.

2. Vierta el aceite de coco en la mezcla y gírelo para que se mezcle bien.

3. Una vez mezclados rellene su cápsula vegetal.

4. Tome una pastilla por día para el desayuno para aumentar la pérdida de peso.

5. Prepara una semana por adelantado para una aplicación más fácil.

Mezcla difusora para frenar el apetito # 1

• Frenar el apetito.

• Antojos reducidos.

• Reduce comer en exceso.

Que necesitarás:

Agua (4 oz).

Aceite esencial de limón (3).

Aceite esencial de ylang-ylang (1).

Aceite esencial de pomelo (3).

Aceite esencial de menta verde (1).

Preparación de esta mezcla de aceites esenciales:

1. Mezcle los aceites esenciales en una copa de vidrio, luego gírelos para asegurar una mezcla adecuada.

2. Viértelos en el difusor con las 4 onzas de agua.

3. Encienda el difusor y difunda durante 15 minutos, luego déjelo reposar durante 1 hora.

Mezcla de difusor para frenar el apetito # 2

• Frenar el apetito.

• Antojos reducidos.

• Reduce comer en exceso.

Que necesitarás:

Agua (4 oz).

Aceite esencial de limón (3).

Aceite esencial de rosa (1).

Aceite esencial de pomelo (3).

Aceite esencial de menta verde (1).

Preparación de esta mezcla de aceites esenciales:

1. Mezcle los aceites esenciales en una copa de vidrio, luego gírelos para asegurar una mezcla adecuada.

2. Viértelos en el difusor con las 4 onzas. de agua.

3. Encienda el difusor y difunda durante 15 minutos, luego déjelo reposar durante 1 hora.

Infusion de agua

- Frenar el apetito.

- Antojos reducidos.

- Reduce comer en exceso.

Que necesitarás:

Agua (4 oz).

Aceite esencial de pomelo (8).

Preparación de esta mezcla de aceites esenciales:

1. Vierta el aceite de toronja en los 2 litros de agua para beber antes de cada comida.

2. Esto aumentará sus esfuerzos de pérdida de peso.

Masaje de pies para perder peso

- Frenar el apetito.

- Antojos reducidos.

- Reduce comer en exceso.

Que necesitarás:

Aceite portador (2 pts).

Aceite esencial de lavanda (4).

Aceite esencial de enebro (3).

Aceite esencial de ciprés (5).

Aceite esencial de pomelo (8).

Aceite esencial de albahaca (4).

Preparación de esta mezcla de aceites esenciales:

1. Agregue todos los aceites en un trocito y gírelos para mezclarlos.

2. A continuación, mezclarlos con el aceite portador.

3. Una vez que estén mezclados, colóquelos en su botella de
    vidrio para guardarlos.

4. Úselo como un masaje para los pies antes de acostarse o
    agregue al baño para aumentar la pérdida de peso.

Masaje con aceites para bajar de peso.

• Frenar el apetito.

• Antojos reducidos.

• Reduce comer en exceso.

Que necesitarás:

Aceite portador (1 onza).

Aceite esencial de pomelo (40).

Aceite esencial de geranio (30).

Aceite esencial de rosa (30).

Aceite esencial de limón (30).

Preparación de esta mezcla de aceites esenciales:

1. Mezclar todos los aceites en una copa de vidrio.

2. Gírelos para asegurar una mezcla adecuada.

3. Luego, agregue en el aceite portador.

4. Girar los ingredientes para mezclar completamente.

5. Dé masajes en su piel después de un baño caliente o úselo
   para una sesión profesional en un estudio de masaje. Esto
   aumentará sus esfuerzos de pérdida de peso.

Masaje anti celulitis

- Frenar el apetito.
- Antojos reducidos.
- Reduce comer en exceso.

Que necesitarás:

Aceite de coco (0.75c).

Aceite esencial de limón (10).

Avellana De Bruja (2 cucharadas).

Cera de abejas (2 cucharadas).

Aceite esencial de pomelo (30).

Aceite esencial de albahaca (4).

Preparación de esta mezcla de aceites esenciales:

1. Mezcla tu bruja color avellana con los aceites esenciales en un recipiente de vidrio que sea pequeño.
2. Derrita el aceite de coco con la cera de abejas y mézclelo con el hamamelis.
3. Revuélvalos suavemente para que se mezclen correctamente.
4. Mueva la mezcla a un frasco de vidrio que sea pequeño.
5. Almacene en un lugar fresco y seco para un uso óptimo.

6. Deje reposar por 3 horas antes de usar.

7. Usa esto en tu celulitis todos los días para reducir el efecto arrugado de la piel. Esta será una gran ayuda después de la pérdida de peso.

Masaje para evitar pliegues en el abdomen

• Mejorar la textura de la piel.

• Ayuda con la pérdida de peso.

Que necesitarás:

AOVE (1c).

Aceite esencial de lavanda (15).

Aceite esencial de incienso (15).

Geranio (15).

Agua de rosas (1c).

Aceite esencial de pomelo (15).

Cera de abejas (0.25c).

Vitamina E (0.333c).

Preparación de esta mezcla de aceites esenciales:

1. Coloque los ingredientes menos el agua de rosas y los aceites esenciales en una caldera que se duplique.

2. Caliente la mezcla y derrita a fuego medio.

3. Vierta esta mezcla en un procesador y deje que se enfríe antes de mezclar.

4. Mezcle lentamente mientras agrega el agua de rosas, emulsionando la mezcla.

5. Agregue el aceite esencial uno por uno y luego mezcle todo rápidamente. Esto crea la mezcla.

6. Vierta esta mezcla en un recipiente que sea sellable y que esté hecho de vidrio.

7. Use para frotar el abdomen para la piel más apretada. Esto también ayudará a reducir la grasa, así como cualquier hinchazón que tenga.

Mezclas de masaje para bajar de peso

Reduce la grasa

Aceite esencial de pomelo (5).

Aceite de almendras (0.25c).

Aceite esencial de limón (5).

Aceite esencial de ciprés (5).

Método de preparación:

Mezcla todos los aceites y mezcla bien.

Masaje anti celulitis

Aceite esencial de pomelo (10).

Aceite esencial de ciprés (2).

Aceite esencial de jengibre (2).

Aceite esencial de romero (5).

Aceite esencial de menta (2).

Aceite portador (2 cucharaditas).

Metodo de preparación:

1. Mezcla todos los aceites esenciales en una copa de vidrio, luego gíralos para mezclarlos.

2. Añadir en el aceite portador y mezclar juntos.

3. Almacenar en un recipiente para su uso posterior.

4. Aplica a tu cuerpo cuando lo necesites.

Baño rejuvenecedor

Aceite esencial de pomelo (5).

Aceite esencial de limón (5).

Aceite esencial de jengibre (5).

Aceite esencial de sándalo (5).

Aceite esencial de naranja (5).

Metodo de preparación:

1. Ejecutar un baño caliente.

2. Vierta los aceites juntos y gírelos para que se mezclen correctamente.

3. Una vez que el baño esté listo, vierta sus aceites y luego haga girar el agua del baño.

4. Sumérjase en la bañera durante 15 minutos.

Difusor que suprime del apetito

Aceite esencial de pomelo (5).

Aceite esencial de mandarina (40).

Aceite esencial de jengibre (12).

Aceite esencial de limón (20).

Aceite esencial de menta (12).

Metodo de preparación:

1. Mezcla los aceites vertiéndolos en una copa de vidrio y girando la copa.

2. Vierta 4-fl. onz. de agua en el difusor.

3. Verter los aceites esenciales.

4. Enciéndelo durante 15 minutos a la vez.

Baño rejuvenecedor

Aceite esencial de pomelo (5).

Aceite esencial de limón (5).

Aceite esencial de jengibre (5).

Aceite esencial de sándalo (5).

Aceite esencial de naranja (5).

Metodo de preparación:

1. Ejecutar un baño caliente.

2. Vierta los aceites juntos y gírelos para que se mezclen correctamente.

3. Una vez que el baño esté listo, vierta sus aceites y luego haga girar el agua del baño.

4. Sumérjase en la bañera durante 15 minutos.

Otras mezclas de masaje

Difusión del apetito-supresión

(8) aceite esencial de bergamota.

(2) aceite esencial de jengibre.

(5) aceite esencial de pomelo.

Masaje para combatir la grasa # 1

(5) aceite esencial de pomelo.

(5) aceite esencial de ciprés.

(5) aceite esencial de limón.

Masaje para la lucha contra la grasa # 2

(5) aceite esencial de jengibre.

(5) aceite esencial de romero.

(2) aceite esencial de menta.

(3) aceite esencial de canela.

Masaje para reventar celulitis

(7) aceite esencial de pomelo.

(3) aceite esencial de enebro.

(5) aceite esencial de ciprés.

Ahora que le he dado una base de recetas para comenzar, es hora de recolectar los aceites que necesitará y de examinar las precauciones que podrían tomarse si no se aplican correctamente.

Lo que puede esperar del próximo capítulo son las precauciones de seguridad que son importantes para su seguridad y la de los demás que lo rodean. Si no está seguro acerca de algo, haga una investigación o verifique más información con un aromaterapeuta autorizado. Deben poder ayudarte a encontrar la receta adecuada para perder peso que se ajuste a tus necesidades.

Capítulo 8: Medidas de seguridad y precauciones que se deben tomar al usar aceites esenciales para bajar de peso

Los aceites esenciales deben almacenarse de manera segura y fuera del alcance de los niños. Si los aceites se exponen a la luz durante el almacenamiento, se deteriorarán rápidamente. Utilice un entorno de almacenamiento fresco y oscuro. Refrigerar los aceites disminuirá la velocidad a la que se estropean. Cierre bien todas las botellas. Esto evitará la evaporación de los aceites y la oxidación. Los aceites pueden arruinar los muebles, tenga cuidado al manipularlos.

Los aceites esenciales que se refinan tienen una vida útil de un año, mientras que la vida útil de los aceites esenciales sin refinar sería mucho más corta. Almacenar los no refinados en la nevera prolonga un poco su vida útil. La mayoría de los aceites estarán bien durante 1 a 2 años si se almacenan de manera segura; los cítricos solo estarán bien durante 6 a 9 meses debido al almacenamiento y uso.

La medicación para una dolencia se encuentra en el botiquín de cada persona, ¿por qué no los aceites esenciales? Antes de usar aceites esenciales, asegúrese de que los aceites que está usando no interactúen con sus condiciones o medicamentos. Esto significa que los pacientes con presión arterial baja y los pacientes con afecciones cardíacas no necesitan usar aceite de toronja. Las madres embarazadas y lactantes, así como sus bebés, nunca deben usar aceite de árbol de té.

Pruebas para alergias

Para realizar una prueba y asegurarse de que no es alérgico a ninguno de los aceites que utilizará, siga estos pasos:

- Frote el aceite portador en su pecho.

- Siéntese durante 12 horas y espere.

- Busque picazón, parches rojos, piel irritada.

Si no ve irritación, proceda a probar los aceites esenciales sobre el aceite portador.

• Agregue 1 gota del aceite esencial elegido con las 15 gotas de aceite portador no alérgico.

• Cuando no recibe ninguna reacción, está bien y puede continuar usando ese aceite.

Los aceites nunca deben aplicarse a ninguna de las ubicaciones a continuación. Si los consigue en esas áreas, tome medidas inmediatas.

- Los labios.

- Los ojos.

- Partes sensitivas.

- Los genitales.

Para eliminar el aceite de sus ojos, use agua o aceite de almendras dulces, aplicado directamente sobre los ojos. Esto neutralizará el aceite.

No se recomienda el consumo de alcohol cuando se utilizan aceites esenciales en su vida, pero no debe perderse el vaso de vino de la cena.

La luz solar puede ser bastante dolorosa si se expone demasiado pronto después de usar un aceite cítrico, así que evítela durante 30 minutos.

Cuando use estos aceites en la piel, tenga mucho cuidado y tome precauciones. Pueden ser irritantes, así que úsalos con moderación:
- Limón.
- Menta verde.
- Pimienta negra.
- Clavo.
- Melissa.
- Pomelo.

- Mandarina.
- La hierba de limón.
- Naranja.
- Canela.
- Menta

Si tiene una piel súper sensible, entonces el método de aplicación más óptimo sería aplicarlos solo en su baño. Esto diluirá los aceites y evitará que los aceites lo afecten negativamente. Aplicarías aceite en estas ubicaciones para aliviar el dolor de cabeza:

- Templos.

- Detrás de las orejas.

- Frente.

Aplicarías los aceites para aliviar un problema estomacal en estos lugares:

- El estomago.

- El abdomen.

Aplicarías los aceites para aliviar la fiebre en estos lugares.:

- La frente.

- Sobre los templos.

- Detrás del cuello.

- Debajo de los pies.

- Detrás de las orejas.

Aplicarías aceite para aliviar los músculos adoloridos en estos lugares:
- Aplica aceite a los músculos que más te molestan.

Aplicarías aceite para aliviar los problemas de sueño en estos lugares:
- Debajo de los pies.

- Detrás de las orejas.

- Cuello.

Usted aplicaría los aceites para ayudar a alguien, a lo largo del día, a sentirse más tranquilo en estos lugares:
- Los templos.

- Las muñecas.

- Detrás de las orejas.

Aplicaría los aceites para aliviar la congestión en el pecho o la tos en estos lugares:
- Pecho.

- Debajo de la naríz.

- Difusor.

Usted aplicaría el aceite para la gripe o la influenza en estos lugares:

- Espina dorsal.

- área de los pulmones.

- atrás del cuello.

- Difusor.

- bajo la nariz.

El siguiente capítulo se centrará en la aplicación adecuada de los aceites esenciales en función de su viaje de pérdida de peso. Sé que a muchos de ustedes les preocupa si los aceites esenciales pueden ayudarlo en este aspecto en particular. La respuesta simple a esto es que con tiempo y paciencia, comenzará a ver los beneficios que la pérdida de peso con aceites esenciales tiene para usted.

Considera los métodos de aplicación y cómo te afectarán. Luego, considere los aceites que usará y finalmente decida cuáles son los más adecuados para su estilo de vida.

Luego, continúe con su viaje de pérdida de peso utilizando todas las herramientas que se le proporcionaron en este libro, así como todas las herramientas que se le brindan a través de un método tradicional de pérdida de peso.

No olvide que fuera del ejercicio real, una dieta adecuada y una mentalidad saludable son obligatorios, no hay alternativa al trabajo duro.

Capítulo 9: Aplicación adecuada de aceites esenciales en su rutina de pérdida de peso

Con todos los métodos de uso de aceites esenciales, deberá conocer la forma correcta de aplicarlos..

Para aplicar aceites para una aplicación regular, deberá aplicarlos alrededor de estos lugares:

- Orejas.

- Templo.

- Detrás de las orejas.

- Muñecas.

- Frente.

- Debajo de los pies.

Para cualquier otra aplicación que sea específica, deberá aplicarla en la ubicación que más le afecte.

Si los aceites se aplican tópicamente, deberá mezclarlos con un aceite portador. Los aceites portadores que se pueden utilizar son:

- Jojoba.

- Coco.

- Almendra.

- Hamamelis.

- Aceite de oliva.

- Semilla de uva.

- Aloe Vera.

- Y cualquier otro aceite que esté bien para la mezcla de aceites esenciales.

Otros métodos de aplicación incluyen:

- Baños.

- Inaladores.

- Difusoras.

- Ingesta (grado de comida).

- Lámparas aromaticas.

Después de que haya aplicado sus aceites, debe hacer un seguimiento en el sitio de su aplicación para asegurarse de que no tenga ninguna reacción adversa.

Los programas de pérdida de peso pueden utilizar muchos de los aceites esenciales que están en el mercado. Si está completamente listo para perder ese peso, considere incorporar aceites esenciales en su régimen de pérdida de peso.

Recuerde que todos los aceites esenciales tienen propiedades que pueden interferir con las pieles sensibles que se encuentran en nuestros cuerpos. Si aplica algo sobre la piel y le pica, está irritado o enrojecido, debe aplicar inmediatamente aceite de almendras o agua.

He pasado muchas horas compilando los detalles en esto y brindando a los que desean usar aceites esenciales para perder peso la capacidad de usarlos de manera adecuada. Los aceites esenciales son una gran inversión para hacer. No solo brindan beneficios para bajar de peso, sino que también brindan una manera asombrosa para que usted mantenga la salud y el bienestar de su familia. Lo mejor de los aceites esenciales para bajar de peso es que los niños que sufren de sobrepeso son capaces de utilizar cada uno de los aceites en estas recetas. Esto proporciona a toda la familia un régimen de pérdida de peso que permite que cada persona utilice los beneficios de los aceites esenciales para estar saludable y saludable.

¿Qué otra cosa en el mundo podría superar los beneficios que los aceites esenciales pueden proporcionarle no solo a usted, sino también a sus hijos, sus mascotas y su hogar?

Creo que los aceites esenciales se utilizarán durante los próximos años debido a los magníficos beneficios que brindan. ¡Ahora, sal y empieza a perder peso de una manera saludable!

Capítulo 10: Recetas fáciles de seguir que pueden ayudar con problemas de salud

A continuación, repasaré varias recetas fáciles de seguir para niños, mujeres y hombres que se pueden usar para aliviar cualquier dolencia que pueda enfrentar. Cada receta tendrá una relación de dilución, así como una instrucción de mezcla adecuada y el uso específico para el que se puede usar. Habrá varias mezclas que deberán combinarse correctamente para obtener resultados óptimos.

Para niños

Al crear una mezcla para niños, usted desea diluir sus aceites con una solución de 0.5 a 1%, con 3-6 gotas por onza de su aceite portador favorito. Esto es ideal para los menores de 5 años. Para los niños mayores de 5 años, una dilución del 2% es segura. Verifique con el proveedor de atención primaria la contraindicación de los medicamentos que ya está tomando.

Existen varias recetas que se pueden usar en una aplicación del tipo de bola giratoria, y se pueden usar para el uso diario. Sin embargo, hay algunas que son buenas para tener a mano para las necesidades ocasionales. Se recomienda no usar aceites mentolados específicos en niños pequeños o que tengan problemas para respirar cuando están cerca de productos mentolados.

Problemas de sueño

Suministros que necesitará:

Aceites esenciales de lavanda.

Aceites Esenciales Vetiver.

Aceite esencial de manzanilla romana.

Su aplicador de bola de rodillo de 10-15 ml.

Tus aceites portadores favoritos.

Copa de vidrio para mezclar con un vertedor.

Instrucciones para mezclar:

1. Para preparar esta mezcla correctamente, necesitará tener un vaso de vidrio para usar para la preparación antes de colocarlo en la botella de rodillo. El uso de los aceites comienza con el aceite de lavanda y suelta 3 gotas en el recipiente.
2. El uso del vetiver y gota en 2 gotas.
3. A continuación, agregue la manzanilla romana en 2 gotas.
4. Enrolla la copa en las palmas de tus manos para mezclar los aceites.
5. Luego, vierta en su aplicador de bola de rodillo.
6. Una vez que haya vertido sus aceites esenciales mezclados, use su aceite portador y llene el espacio restante con el aceite.

7. Coloque la tapa en la bola giratoria y gire la bola entre sus
    manos un par de veces, luego gire la botella con el dedo
    índice y el pulgar hacia arriba y hacia abajo.
8. Esto ayudará a que los aceites se mezclen correctamente.

Aplicar:

Aplica al fondo de tus hijos; Pies en el arco, detrás de las orejas y
en la parte posterior del cuello. Esto les ayudará a dormir. * Es
mejor comenzar con una ubicación de aplicación y luego pasar a
más ubicaciones, ya que el concentrado de aceite no es
completamente útil solo con una.

Respiración más fácil

Suministros que necesitará:

Aceites Esenciales De Romero.

Aceite esencial de cardamomo.

Aceite esencial de menta.

Aceites esenciales de eucalipto.

Aceite esencial de limón.

Aceite esencial de árbol de té.

Su aplicador de bola de rodillo de 10-15 ml.

Tus aceites portadores favoritos.

Copa de vidrio para mezclar con un vertedor.

Instrucciones para mezclar:

1. Para preparar esta mezcla correctamente, necesitará tener un vaso de vidrio para usar para la preparación antes de colocarlo en la botella de rodillo. El uso de los aceites comienza con el aceite de menta y suelta 2 gotas en el recipiente.

2. El uso del cardamomo y soltar en 1 gota.

3. A continuación, agregue los aceites de árbol de té, limón, romero y eucalipto a 1 gota cada uno.

4. Enrolla la copa en las palmas de tus manos para mezclar los aceites.

5. Luego, vierta en su aplicador de bola de rodillo.

6. Una vez que haya vertido sus aceites esenciales mezclados, use su aceite portador y llene el espacio restante con el aceite.

7. Coloque la tapa en la bola giratoria y gire la bola entre sus manos un par de veces, luego gire la botella con el dedo índice y el pulgar hacia arriba y hacia abajo.

8. Esto ayudará a que los aceites se mezclen correctamente..

Aplicar:

Aplíquelo en la parte inferior de los pies de sus hijos en el arco, así como en su pecho para ayudar a reducir la tos o la congestión en el pecho. Esto les ayudará a tener una respiración más fácil. * Es mejor comenzar con una ubicación de aplicación y luego pasar a más ubicaciones, ya que el concentrado de aceite no es completamente útil solo con una.

Spray para picaduras de insectos

Suministros que necesitará:

Aceites esenciales de limón.

Aceite esencial de bayas de enebro.

Aceite esencial de borraja.

Aceites esenciales del árbol del té.

Botella de spray de vidrio.

Tus aceites portadores favoritos.

Copa de vidrio para mezclar con un vertedor.

Instrucciones para mezclar:

1. Para preparar esta mezcla correctamente, necesitará tener un vaso de vidrio para usar para la preparación antes de colocarlo en la botella de spray. Usando los aceites, comience con el aceite de borraja agregue 1 cucharadita al recipiente.

2. Luego, use el Aceite de árbol de té y el Aceite de bayas de enebro y coloque 2 gotas cada una en el recipiente.

3. A continuación, agregue el aceite de limón en 1 gota cada uno.

4. Enrolla la copa en las palmas de tus manos para mezclar los aceites.

5. Luego, vierta en su botella de spray de vidrio.

6. Una vez que haya vertido sus aceites esenciales mezclados, use su aceite portador y llene el espacio restante con el aceite.

7. Coloque la tapa en la tapa del aerosol en la botella y haga rodar la bola entre sus manos un par de veces, luego gire la botella con el dedo índice y el pulgar hacia arriba y hacia abajo.

8. Esto ayudará a que los aceites se mezclen correctamente.

Aplicar:

Para aplicar este tratamiento, deberá verificar primero que su hijo no es alérgico a ninguno de los ingredientes. Luego, una vez que haya verificado su capacidad para usar el aceite en aerosol, debe rociarlo sobre la picadura del insecto según sea necesario para el picor y el dolor por picadura.

Los piojos se han ido

Suministros que necesitará:

Aceites esenciales de jengibre.

Aceite esencial de nuez.

Aceite esencial de menta.

Aceites esenciales de lavanda.

Tus aceites portadores favoritos.

Recipiente de vidrio que es sellable para el almacenamiento.

Copa de vidrio para mezclar con un vertedor.

1. Instrucciones para mezclar:
2. Para preparar esta mezcla correctamente, deberá tener un vaso de vidrio para usar en la preparación antes de colocarlo en el frasco de vidrio sellable para su uso posterior. El uso de los aceites comienza con el aceite de nuez y vierta 1 cucharadita en el trocito.
3. El uso de la menta, la lavanda y el jengibre soltando 5 gotas cada uno en el trago.
4. Enrolla la copa en las palmas de tus manos para mezclar los aceites.
5. Una vez que haya mezclado los aceites esenciales, podrá utilizar este tratamiento para eliminar los piojos y eliminarlos.
6. Coloque el aceite en un recipiente sellable de vidrio y coloque ese recipiente entre las manos y haga rodar un par

de veces, luego gire la botella con el dedo índice y el pulgar hacia arriba.

7. Esto ayudará a que los aceites se mezclen correctamente.

Aplicar:

Asegúrese de que su hijo no sea alérgico a ninguno de estos aceites antes de usarlo. Aplicar sobre el cabello de la cabeza de su hijo y masajearlo en el cuero cabelludo. Luego, coloque la cabeza en una gorra de dormir o gorro de ducha y deje que duerman con ella sobre su cabeza. Siga este procedimiento todas las noches hasta que no haya más bichos y tejidos.

Para mujeres

Las mujeres se enfrentan a muchas dolencias a lo largo del día.
Pueden tener artritis, síndrome premenstrual, ansiedad,
depresión, endometriosis e incluso dolores de cabeza a diario.

Baño PMS

Suministros que necesitará:

Aceites esenciales de bergamota.

Aceite Esencial de Palmarosa.

Aceite esencial de geranio.

Recipiente de vidrio con tapa hermética.

Tus aceites portadores favoritos.

Copa de vidrio para mezclar con un vertedor.

Instrucciones para mezclar:

1. Para preparar esta mezcla correctamente, necesitará tener
   un vaso de vidrio para usar para la preparación antes de
   colocarlo en la botella de rodillo. El uso de los aceites
   comienza con el aceite de geranio, bergamota y palmarosa y
   cae 5 gotas de cada uno en el recipiente.
2. Enrolla la copa en las palmas de tus manos para mezclar los
   aceites.
3. Luego, vierta en su contenedor de almacenamiento que es
   de vidrio.

4. Una vez que haya vertido sus aceites esenciales mezclados, use su aceite portador y llene el espacio restante con el aceite.

5. Coloque la tapa en el contenedor de almacenamiento y haga rodar el contenedor entre sus manos un par de veces, luego gire la botella con el dedo índice y el pulgar hacia arriba y hacia abajo.

6. Esto ayudará a que los aceites se mezclen correctamente..

Aplicar:

Asegúrese de no ser alérgico a ninguno de los ingredientes que se encuentran en esta receta. Prepare un baño y agregue una tapa llena de sal de Epsom, una vez que esté completamente disuelta, vierta los aceites y use su mano para mezclarlos en el agua. Suba al baño y sumérjase durante 30 minutos en el baño con los aceites y la sal de Epsom.

Desodorante para mujer

Suministros que necesitará:

Aceites esenciales de lavanda.

Tolu Balsam.

Aceite de jojoba.

Maicena.

Recipiente de vidrio con tapa hermética.

Tus aceites portadores favoritos.

Copa de vidrio para mezclar con un vertedor.

Instrucciones para mezclar:

1. Para preparar esta mezcla correctamente, necesitará tener un vaso de vidrio para usar para la preparación antes de colocar el recipiente de almacenamiento. El uso de los aceites comienza con el aceite de bálsamo de Tolu y suelta 3 gotas de cada uno en el recipiente.
2. Vierta 2 gotas de aceite de lavanda.
3. Enrolla la copa en las palmas de tus manos para mezclar los aceites.
4. Luego, vierta en su contenedor de almacenamiento que es de vidrio.

Aplicar:

Usando el aceite de jojoba, frote sus axilas 30 minutos después de
haberse afeitado. Luego frote el aceite en el área de la axila. Una
vez que esté completamente frotado, use una toalla para secar el
exceso de aceite. A continuación, use la maicena para frotar el
aceite y seque completamente. Esto debería proporcionarle 2 días
de frescura y las axilas con olor limpio.

Tónico capilar para mujeres con cabello grasoso

Suministros que necesitará:

Aceites de uva.

Aceite esencial de lima.

Aceite esencial de romero.

Aceites esenciales de ylang-ylang.

Botella de spray de vidrio.

Copa de vidrio para mezclar con un vertedor.

Instrucciones para mezclar:

1. Para preparar esta mezcla correctamente, necesitará tener un vaso de vidrio para usar para la preparación antes de colocarlo en la botella de spray. El uso de los aceites comienza con el Ylang-Ylang, así como la lima y suelta 9 gotas de cada uno en el dram.

2. Luego deje caer el romero en el trocito usando 8 gotas.

3. Enrolla la copa en las palmas de tus manos para mezclar los aceites.

4. Luego, vierta en su botella de spray de vidrio.

5. Una vez que haya vertido sus aceites esenciales mezclados, use su aceite portador y llene el espacio restante con el aceite.

6. Coloque el pulverizador en la botella de aerosol y haga rodar el recipiente entre sus manos un par de veces, luego

gire la botella con el dedo índice y el pulgar hacia arriba y
hacia abajo.

7. Esto ayudará a que los aceites se mezclen correctamente.

Aplicar:

Asegúrese de no ser alérgico a ninguno de los ingredientes que se
encuentran en esta receta. Rocíe su cabeza con la mezcla de aceite
usando solo aproximadamente 1 cucharadita en su cuero
cabelludo. Masaje en el cuero cabelludo. Dejarlo durante la noche
es mejor, pero varias horas también están bien. Coloque una toalla
o gorro de ducha sobre su cabeza para permitir que el aceite
penetre en su cuero cabelludo y cabello. Una vez que esté listo
para lavarlo, lave su cabello dos veces para eliminar el aceite con
agua tibia. Es mejor usar champú orgánico en este momento.
Continúa usando este tónico para el cabello hasta que hayas
alcanzado los objetivos que tienes. Tu cabello necesita estar lleno,
brillante y suave.

Reduce esa celulitis

Suministros que necesitará:

Aceites esenciales de limón.

Aceite esencial de hinojo.

Aceite esencial de benzoina.

Aceite esencial de romero.

Recipiente de vidrio con tapa hermética.

Tus aceites portadores favoritos.

Copa de vidrio para mezclar con un vertedor.

Instrucciones para mezclar:

1. Para preparar esta mezcla correctamente, necesitará tener un vaso de vidrio para usar para la preparación antes de colocarlo en el recipiente de almacenamiento. El uso de los aceites comienza con la mezcla de Hinojo, Benjuí, Romero y Limón con 5 gotas cada uno en el recipiente.

2. Enrolla la copa en las palmas de tus manos para mezclar los aceites.

3. Luego, vierta en su contenedor de almacenamiento que es de vidrio.

4. Una vez que haya vertido sus aceites esenciales mezclados, use su aceite portador y coloque 4 cucharaditas. en el contenedor.

5. Coloque la tapa en el contenedor de almacenamiento y haga rodar el contenedor entre sus manos un par de veces,

luego gire la botella con el dedo índice y el pulgar hacia
arriba y hacia abajo.

6. Esto ayudará a que los aceites se mezclen correctamente.

Aplicar:

Asegúrese de no ser alérgico a ninguno de los ingredientes que se
encuentran en esta receta. Cuando acabes de salir de la ducha,
masajea este ungüento en las áreas que están cubiertas con
celulitis. Esto ayudará a reducir las líneas y los hoyuelos que se
encuentran en la piel que se ha enseñado por estiramiento debido
al exceso de peso. Agregue una dieta saludable y combatirá la
celulitis en ambos niveles.

Para hombres

Los hombres se ocupan de cuestiones diferentes pero similares a
las mujeres. Tendrán dolor muscular relacionado con el trabajo
manual duro realizado en un día agitado, o un dolor de cabeza por
migraña debido al estrés de la presión en el trabajo. También
experimentan síntomas de PMS; sin embargo, es de una manera
muy diferente a cómo lo sienten las mujeres. Esto no significa que
se excluya a los hombres del uso de las recetas anteriores para las
mujeres, pero hay algunas otras recetas que podrían usarse para
los hombres que van bien con las de las mujeres.

Músculos adoloridos

Suministros que necesitará:

Aceites esenciales de nuez moscada.

Aceite Esencial de Ylang-Ylang.

Aceite esencial de jengibre.

Aceite esencial de romero.

Recipiente de vidrio con tapa hermética.

Tus aceites portadores favoritos.

Copa de vidrio para mezclar con un vertedor.

Instrucciones para mezclar:
1. Para preparar esta mezcla correctamente, necesitará tener
    un vaso de vidrio para usar para la preparación antes de
    colocarlo en la botella de almacenamiento. El uso de los

aceites de jengibre y de Ylang-Ylang comienza agregando 5 gotas de cada uno en el dram.

2. Luego, agregue la nuez moscada con 3 gotas en el dram.

3. A continuación, coloque 2 gotas de romero en el dram.

4. Enrolla la copa en las palmas de tus manos para mezclar los aceites.

5. Luego, vierta en su contenedor de almacenamiento que es de vidrio.

6. Una vez que haya vertido sus aceites esenciales mezclados, use su aceite portador y vierta 1 cucharada en el recipiente.

7. Coloque la tapa en el contenedor de almacenamiento y haga rodar el contenedor entre sus manos un par de veces, luego gire la botella con el dedo índice y el pulgar hacia arriba y hacia abajo.

8. Esto ayudará a que los aceites se mezclen correctamente.

Aplicar:

Asegúrese de no ser alérgico a ninguno de los ingredientes que se encuentran en esta receta. Cuando experimente dolor en sus músculos, saque este recipiente de almacenamiento y aplique un masaje de la mezcla de aceite sobre los músculos que están doliendo. Esto agregará un antiinflamatorio a sus músculos y ayudará a aliviar el dolor, la tensión y la presión..

Masaje de fuerza y resistencia

Suministros que necesitará:

Aceites esenciales de menta.

Aceite esencial de pomelo.

Aceite esencial de jengibre.

Aceite esencial de limón.

Aceite esencial de tomillo.

Aceite Esencial de Apio.

Recipiente de vidrio con tapa hermética.

Aceite de semilla de uva.

Copa de vidrio para mezclar con un vertedor.

Instrucciones para mezclar:

1. Para preparar esta mezcla correctamente, deberá tener una botella de vidrio para usar antes de colocarla en la botella de vidrio. El uso de los aceites comienza con el aceite de jengibre y suelta 6 gotas de cada uno en el recipiente.
2. Luego, aplique 5 gotas de tomillo, apio, menta y aceite de toronja en la salsa.
3. A continuación, agregue 4 gotas de aceite de limón.
4. Enrolla la copa en las palmas de tus manos para mezclar los aceites.
5. Luego, vierta en su contenedor de almacenamiento que es de vidrio.

6. Una vez que haya vertido sus aceites esenciales mezclados, use su aceite de semilla de uva y agregue 2 cucharadas.

7. Coloque la tapa en el contenedor de almacenamiento y haga rodar el contenedor entre sus manos un par de veces, luego gire la botella con el dedo índice y el pulgar hacia arriba y hacia abajo.

8. Esto ayudará a que los aceites se mezclen correctamente.

Aplicar:

Asegúrese de no ser alérgico a ninguno de los ingredientes que se encuentran en esta receta.

Complete un ejercicio para probar los cambios que se llevarán a cabo después de usar este ungüento. Masajea la mezcla en los músculos a los que te dirigirás. Espere alrededor de 2 horas para repetir el mismo ejercicio y haga un registro de los resultados que recibe. Al utilizar el aceite durante 7 días de esta misma manera, debería poder ver mejoras notables en el tiempo.

Los ronquidos se han ido

Suministros que necesitará:

Aceites esenciales de lavanda.

Aceite esencial de mejorana.

Aceite Esencial de Petitgrain.

Aceite esencial de cajaput.

Aceite esencial de manzanilla.

Aceite Esencial De Myrtle.

Recipiente de vidrio con tapa hermética.

Tus aceites portadores favoritos.

Copa de vidrio para mezclar con un vertedor.

Instrucciones para mezclar:

1. Para preparar esta mezcla correctamente, necesitará tener un vaso de vidrio para usar para la preparación antes de colocarlo en el recipiente de vidrio. El uso de los aceites comienza con el aceite de mirto y el de cajaput, dejando caer 4 gotas de cada uno en el recipiente.

2. Luego, suelta 3 gotas de Lavender, Chamomile, Petitgrain y Marjoram en el dram.

3. Enrolla la copa en las palmas de tus manos para mezclar los aceites.

4. Luego, vierta en su contenedor de almacenamiento que es de vidrio.

5. Una vez que haya vertido sus aceites esenciales mezclados, use su aceite portador y suelte 4 pts. en el contenedor.

6. Coloque la tapa en el contenedor de almacenamiento y haga rodar el contenedor entre sus manos un par de veces, luego gire la botella con el dedo índice y el pulgar hacia arriba y hacia abajo.

7. Esto ayudará a que los aceites se mezclen correctamente.

Aplicar:

Asegúrese de no ser alérgico a ninguno de los ingredientes que se encuentran en esta receta. Cuando tenga problemas con la puntuación, debe frotar el remedio en los hombros, la parte superior del tórax, la parte posterior del cuello y la espalda antes de acostarse. Esto debería aliviar los ronquidos y ayudarte a respirar mejor.

Antes de afeitarse

Suministros que necesitará:

Aceites Esenciales Sweet Bay.

Aceite esencial de linaza.

Aceite esencial de geranio.

Recipiente de vidrio con tapa hermética.

Copa de vidrio para mezclar con un vertedor.

Instrucciones para mezclar:

1. Para preparar esta mezcla correctamente, necesitará tener un vaso de vidrio para usar para la preparación antes de colocarlo en la botella de rodillo. El uso de los aceites comienza con el aceite de linaza y suelta 20 gotas en el recipiente.

2. Luego, coloque 2 gotas de geranio y 1 gota de Sweet Bay en el recipiente.

3. Enrolla la copa en las palmas de tus manos para mezclar los aceites.

4. Luego, vierta en su contenedor de almacenamiento que es de vidrio.

5. Coloque la tapa en el contenedor de almacenamiento y haga rodar el contenedor entre sus manos un par de veces, luego gire la botella con el dedo índice y el pulgar hacia arriba y hacia abajo.

6. Esto ayudará a que los aceites se mezclen correctamente.

Aplicar:

Asegúrese de no ser alérgico a ninguno de los ingredientes que se encuentran en esta receta. Antes de afeitarse por la mañana, aplique esta mezcla de aceite en la cara para asegurar un afeitado suave. Esto también ayudará a calmar la cara después de afeitarse.

Capítulo 11: Recetas fáciles de seguir para las necesidades de atención domiciliaria

Desinfecta tu habitación

Suministros que necesitará:

Aceites esenciales de eucalipto.

Aceite esencial de árbol de té.

Aceite esencial de tomillo.

Agua purificada.

Botella de vidrio con Spray.

Copa de vidrio para mezclar con un vertedor.

Instrucciones para mezclar:

1. Para preparar esta mezcla correctamente, necesitará tener un vaso de vidrio para usar para la preparación antes de colocarlo en la botella de rodillo. El uso de los aceites comienza con el aceite de árbol de té y suelta 65 gotas en el recipiente.

2. El uso del aceite de tomillo y caer en 50 gotas en el dram.

3. A continuación, agregue el aceite de eucalipto en 35 gotas en el dram.

4. Enrolla la copa en las palmas de tus manos para mezclar los aceites.

5. Luego, vierta en su botella de spray limpiador de vidrio de la casa.

6. Una vez que haya vertido sus aceites esenciales mezclados, use sus 4 onzas líquidas de agua purificada para llenar la botella.

7. Coloque la tapa del aerosol en la botella y haga rodar la bola entre sus manos un par de veces, luego gire la botella con el dedo índice y el pulgar hacia arriba y hacia abajo.

8. Esto ayudará a que los aceites se mezclen correctamente.

Aplicar:

Este spray se puede utilizar de varias maneras dentro de su hogar. Puede usarlo para desinfectar su baño, su cocina, sus alfombras y otros electrodomésticos dentro de su hogar. Este es un gran desinfectante para tener a mano y es seguro que huele delicioso.

Desinfectante en aerosol

Suministros que necesitará:

Aceite esencial de menta.

Aceite esencial de romero.

Botellas de spray de vidrio.

Agua purificada.

Copa de vidrio para mezclar con un vertedor.

Instrucciones para mezclar:

1. Para preparar esta mezcla correctamente, deberá tener una botella de vidrio para usar antes de colocarla en la botella de vidrio. El uso de los aceites comienza con el aceite de romero y cae 56 gotas en el recipiente.
2. El uso del aceite de menta y gota en 36 gotas.
3. Enrolla la copa en las palmas de tus manos para mezclar los aceites.
4. Luego, vierta en su botella de vidrio en spray.
5. Una vez que haya vertido sus aceites esenciales mezclados, vierta 4 onzas líquidas de agua purificada en la botella.
6. Coloque la tapa en la botella de spray y gire la botella entre sus manos un par de veces, luego gire la botella con el dedo índice y el pulgar hacia arriba y hacia abajo.
7. Esto ayudará a que los aceites se mezclen correctamente.

Aplicar:

Al mezclar los ingredientes, puedes comenzar a desinfectar tu casa con el poder antibacteriano y antimicrobiano de Romero y menta, que le da un toque de frescura de menta. Este aerosol es asombroso en tu hogar como desodorizante y para combatir los gérmenes.

Reduccion de estrés

Suministros que necesitará:

Aceite esencial de canela.

Aceite esencial de hinojo.

Aceite esencial de manzanilla.

Difusor.

Agua purificada.

Copa de vidrio para mezclar con un vertedor.

Instrucciones para mezclar:

1. Para preparar esta mezcla correctamente, deberá tener una botella de vidrio para usar antes de colocarla en la botella de vidrio. El uso de los aceites comienza con el aceite de manzanilla y suelta 9 gotas en el recipiente.

2. Luego, use el aceite de canela y deje caer 6 gotas en el recipiente.

3. A continuación, coloque 5 gotas de aceite de hinojo en el dram.

4. Enrolla la copa en las palmas de tus manos para mezclar los aceites.

5. Una vez que haya vertido sus aceites esenciales mezclados, vierta 4 onzas líquidas de agua purificada en el difusor y agregue los aceites.

6. Enciende tu difusor y siéntate y disfruta del aroma.

Aplicar:

Comience mezclando sus aceites y luego vierta el agua purificada en su difusor favorito. Una vez que el agua está en el difusor, vierta la mezcla de aceite y encienda el difusor. Luego siéntate y disfruta de los beneficios de los aceites.

Eleva tu estado de ánimo

Suministros que necesitará:

Aceite esencial de naranja.

Aceite esencial de bergamota.

Aceite esencial de pimienta de Jamaica.

Aceite esencial de geranio.

Agua purificada.

Difusor.

Copa de vidrio para mezclar con un vertedor.

Instrucciones para mezclar:

1. Para preparar esta mezcla correctamente, deberá tener una botella de vidrio para usar antes de colocarla en la botella de vidrio. El uso de los aceites comienza con el aceite de geranio y suelta 5 gotas en el recipiente.

2. Luego, use el aceite de bergamota y suelte 4 gotas.

3. A continuación, vierta un poco de aceite de naranja y aceite de pimienta en la copa. Necesitarás 3 gotas.

4. Enrolla la copa en las palmas de tus manos para mezclar los aceites.

5. Una vez que haya vertido sus aceites esenciales mezclados, coloque las 4 onzas líquidas de agua en el difusor y vierta la mezcla de aceite.

6. Enciende tu difusor y deja que el aceite haga su magia.

Aplicar:

Esta mezcla aumentará tu estado de ánimo y también te ayudará a elevar el estado de ánimo de otras personas en la misma vecindad. La bergamota es conocida como un antidepresivo natural. Esto puede aumentar el estado de ánimo de los niños, así como aquellos que sufren de depresión.

Capítulo 12: Recetas fáciles de seguir para necesidades específicas

Calmar los músculos doloridos

Suministros que necesitará:

Aceites esenciales de ylang-ylang.

Aceite esencial de menta verde.

Aceite esencial de lavanda.

Aceites esenciales de geranio.

Recipiente de vidrio con tapa sellable para almacenamiento.

Sus aceites portadores favoritos (semilla de uva, avellana, almendra dulce o sésamo).

Copa de vidrio para mezclar con un vertedor.

Instrucciones para mezclar:

1. Para preparar esta mezcla correctamente, deberá tener un vaso de vidrio para usar en la preparación antes de colocarlo en el frasco de vidrio sellable para su uso posterior. El uso de los aceites comienza con el geranio y suelta 5 gotas en el recipiente.

2. Luego, use la menta verde y Ylang-Ylang para soltar 4 gotas cada una.

3. A continuación, agregue la lavanda con 2 gotas.

4. Enrolla la copa en las palmas de tus manos para mezclar los aceites.

5. Luego, vierta en su recipiente de vidrio sellable para su almacenamiento.

6. Una vez que haya vertido sus aceites esenciales mezclados, use su aceite portador y llene el espacio restante con el aceite.

7. Coloque la tapa en el contenedor de almacenamiento y haga rodar la bola entre sus manos un par de veces, luego gire la botella con el dedo índice y el pulgar hacia arriba y hacia abajo.

8. Esto ayudará a que los aceites se mezclen correctamente.

Aplicar:

Verifique que no sea alérgico a ninguno de los ingredientes de este ungüento antes de usarlo. Luego, caliente un poco de agua a una temperatura que sea cálida pero no demasiado caliente. Luego vierta los aceites hasta obtener una consistencia que sea adecuada para su piel. Coloque sus manos en el recipiente con agua y aceite y déjelos en remojo durante 20-30 minutos. Esto debería aliviar los músculos dentro de tus manos. Esto también se puede aplicar a un baño y puede sumergir su cuerpo en el baño con agua tibia durante 20-30 minutos para aliviar el dolor de los músculos durante largas horas de trabajo.

Fortalece tus plantas y repele insectos

Suministros que necesitará:

Aceites esenciales de clavo.

Aceite esencial de salvia.

Recipiente de vidrio con tapa sellable para almacenamiento.

Agua.

Copa de vidrio para mezclar con un vertedor.

Instrucciones para mezclar:

1. Para preparar esta mezcla correctamente, deberá tener un vaso de vidrio para usar en la preparación antes de colocarlo en el frasco de vidrio sellable para su uso posterior. El uso de los aceites comienza con el Aceite de salvia y suelta 10 gotas en el recipiente.

2. Luego, use el aceite de clavo para soltar 5 gotas cada uno.

3. Enrolla la copa en las palmas de tus manos para mezclar los aceites.

4. Una vez que haya vertido sus aceites esenciales mezclados, use el agua para llenar la jarra y coloque la mezcla de aceite en la jarra.

Aplicar:

Use la jarra para hidratar y reponer las plantas dentro de su jardín mezclando los aceites y luego mezcle adecuadamente. Una vez mezclado verter en una jarra de agua. Esta receta puede ser usada diariamente.

Calmate fido

Suministros que necesitará:

Aceites esenciales de manzanilla.

Aceite esencial de mandarina.

Aceite esencial de lavanda.

Botella de spray de vidrio.

Agua purificada.

Copa de vidrio para mezclar con un vertedor.

Instrucciones para mezclar:

1. Para preparar esta mezcla correctamente, deberá tener una copa de vidrio para usar para la preparación antes de colocarla en el frasco de vidrio sellable para su uso posterior. Comience vertiendo gotas de manzanilla y aceite de lavanda en la copa. Necesitarás 50 gotas cada una.

2. Luego, use el aceite de mandarina con 4 gotas en el dram.

3. 3. Enrolla la copa en las palmas de tus manos para mezclar los aceites.

4. Luego, vierta en su botella de spray de vidrio.

5. Una vez que haya vertido sus aceites esenciales mezclados, use su agua purificada de 4 onzas para llenar la botella.

6. Coloque la boquilla del rociador en la botella y gire la botella entre sus manos un par de veces, luego gire la botella con el dedo índice y pulgar hacia arriba y hacia abajo.

7. Esto ayudará a que los aceites se mezclen correctamente.

Aplicar:

Verifique que no sea alérgico a ninguno de los ingredientes de este ungüento antes de usarlo. Las combinaciones de manzanilla, lavanda y mandarina combinadas en una botella con atomizador ayudarán a calmar a sus mascotas y les dará un estado sedado. Esto funciona bien con mascotas hiperactivas. Esto sería genial para esas etapas cachorro.

Capítulo 13: Recetas fáciles de seguir para usar en spas y centros de belleza.

Facial para problemas de piel

Suministros que necesitará:

Bois De Rose aceites esenciales.

Aceite esencial de mirra.

Aceite esencial de lavanda.

Aceite esencial de manzanilla.

Aceite de nuez de kukui.

Copa de vidrio para mezclar con un vertedor.

Instrucciones para mezclar:

1. Para preparar esta mezcla correctamente, necesitará tener un vaso de vidrio para usar para la preparación antes de colocarlo en la botella de rodillo. El uso de los aceites comienza con la manzanilla y el aceite de mirra. Usted necesitará 3 gotas colocadas en el dram.

2. Luego, vierta el Bois De Rose y el Aceite de Lavanda en el recipiente con 5 gotas por aceite.

3. Enrolla la copa en las palmas de tus manos para mezclar los aceites.

4. Luego, vierta en su recipiente de almacenamiento de vidrio.

5. Una vez que haya vertido sus aceites esenciales mezclados, use su aceite de nuez Kukui para rellenar con 2 cucharadas.
6. Coloque la tapa en el contenedor de almacenamiento y haga rodar el contenedor entre sus manos un par de veces, luego gire la botella con el dedo índice y pulgar hacia arriba y hacia abajo.
7. Esto ayudará a que los aceites se mezclen correctamente.

Aplicar:

Verifique que no sea alérgico a los ingredientes de esta pomada facial. Lávese la cara antes de usarla y luego aplique los aceites en la cara para obtener un facial maravilloso y refrescante. La lavanda rejuvenecerá la piel y la mirra y la manzanilla se repondrán y refrescarán.

Fórmula de crecimiento del cabello

Suministros que necesitará:

Clary Sage aceites esenciales.

Aceite esencial de romero.

Aceite esencial de lavanda.

Aceite de menta.

Aceite esencial de albaricoque.

Aceite de coco.

Aceite de castor.

Recipiente de almacenamiento de vidrio, sellable.

Copa de vidrio para mezclar con un vertedor.

Instrucciones para mezclar:

1. Para preparar esta mezcla correctamente, necesitará tener un vaso de vidrio para usar para la preparación antes de colocarlo en la botella de rodillo. Usando los aceites, comience con el aceite de romero. Usted necesitará 12 gotas colocadas en el trago.

2. Luego, vierta los aceites de lavanda, salvia y menta en la taza con 6 gotas por aceite.

3. A continuación, deberá agregar 1 onza de aceite de albaricoque, aceite de ricino y 2 onzas de aceite de coco en el recipiente.

4. Enrolla la copa en las palmas de tus manos para mezclar los aceites.

5. Luego, vierta en su recipiente de almacenamiento de vidrio.

6. Coloque la tapa en el contenedor de almacenamiento y haga rodar el contenedor entre sus manos un par de veces, luego gire la botella con el dedo índice y pulgar hacia arriba y hacia abajo.

7. Esto ayudará a que los aceites se mezclen correctamente.

Aplicar:

Verifique que no sea alérgico a los ingredientes de esta pomada facial. Coloque todos los aceites en el recipiente y luego mezcle adecuadamente. Una vez mezclado, deberás aplicarlo en tu cabello y dejarlo reposar sobre tu cabeza durante un par de horas. Esto inducirá el crecimiento del cabello.

Reduccion de estrés

Suministros que necesitará:

Aceite esencial de pimienta de Jamaica.

Aceites esenciales de melissa.

Agua purificada.

Copa de vidrio para mezclar con un vertedor.

Instrucciones para mezclar:

1. Para preparar esta mezcla correctamente, necesitará tener un vaso de vidrio para usar para la preparación antes de colocarlo en la botella de rodillo. El uso de los aceites comienza con la pimienta de Jamaica y el aceite de Melissa y suelta 10 gotas en el recipiente.

2. Enrolla la copa en las palmas de tus manos para mezclar los aceites.

3. Vierta el agua purificada y luego agregue la mezcla de aceite en el difusor con el agua.

4. Enciende el difusor y disfruta.

Aplicar:

Vierta el agua purificada en el difusor y agregue la mezcla de aceites esenciales. Luego encienda el difusor y disfrute de los aceites esenciales en toda su casa. Esto creará un ambiente de estrés reducido.

Alivio de la fatiga

Suministros que necesitará:

Aceites esenciales de comino.

Aceite esencial de lima.

Aceite esencial de clavo.

Tus aceites portadores favoritos.

Recipiente de almacenamiento de vidrio.

Copa de vidrio para mezclar con un vertedor.

Instrucciones para mezclar:

1. Para preparar esta mezcla correctamente, necesitará tener un vaso de vidrio para usar para la preparación antes de colocarlo en la botella de rodillo. Vierta la lima, el clavo y el aceite de comino en el recipiente usando 5 gotas de cada aceite.

2. Enrolla la copa en las palmas de tus manos para mezclar los aceites.

3. Luego, vierta en su recipiente de almacenamiento.

4. Una vez que haya vertido sus aceites esenciales mezclados, agregue el aceite portador con 1 cucharada de aceite.

5. Coloque la tapa en el contenedor de almacenamiento y haga rodar el contenedor entre sus manos un par de veces, luego gire la botella con el dedo índice y el pulgar hacia arriba y hacia abajo.

6. Esto ayudará a que los aceites se mezclen correctamente.

Aplicar:

La fatiga es difícil de combatir, pero con esta mezcla de aceite para masajes, podrá combatir los efectos de la fatiga masajeando la parte posterior de su cuello, el pecho, los hombros y luego el centro de la espalda con el aceite. Esto ayudará a la tarifa menos fatigada y más fácilmente alerta.

Humectante para labios agrietados

Suministros que necesitará:

Aceites esenciales de sándalo.

Aceite esencial de macadamia.

Aceite esencial de lavanda.

Aloe vera.

Su aplicador tipo labial de 10-15 ml.

Tus aceites portadores favoritos.

Copa de vidrio para mezclar con un vertedor.

Instrucciones para mezclar:

1. Para preparar esta mezcla correctamente, necesitará tener un vaso de vidrio para usar para la preparación antes de colocarlo en la botella de rodillo. El uso de los aceites comienza con el Aceite de lavanda y suelta 3 gotas en el recipiente.

2. El uso de la madera de sándalo y gota en 2 gotas.

3. A continuación, agregue la macadamia en 1 cucharadita de incremento.

4. Enrolla la copa en las palmas de tus manos para mezclar los aceites.

5. Luego, vierta en su labial.

6. Una vez que haya vertido sus aceites esenciales mezclados, use su aceite portador y llene el espacio restante con el aceite.

7. Coloque la tapa de del labial y gire la bola entre sus manos un par de veces, luego gire la botella con el dedo índice y el pulgar hacia arriba y hacia abajo.
8. Esto ayudará a que los aceites se mezclen correctamente.

Aplicar:

Aplique el Aloe Vera en sus labios antes de usar este tratamiento para los labios agrietados. Cuando lo use en su hijo, aplique el labial humectante a los labios y gírelo suavemente sobre el labio inferior y luego pídales que aplasten los labios para extender el tratamiento. Esto ayudará a tratar los labios agrietados y nutrir la piel alrededor de los labios.

Repara tu cabello

Suministros que necesitará:

Aceites Esenciales De Romero.

Aceite esencial de Sweet Bay.

Aceite esencial de madera de cedro.

Aceite esencial de geranio.

Aceite de jojoba.

Recipiente de almacenamiento de vidrio.

Copa de vidrio para mezclar con un vertedor.

Instrucciones para mezclar:

1. Para preparar esta mezcla correctamente, necesitará tener un vaso de vidrio para usar para la preparación antes de colocarlo en la botella de rodillo. El uso de los aceites comienza con el Cedro, Sweet Bay y el aceite de romero y derrame 8 gotas en el recipiente.

2. Luego use el aceite de geranio en incrementos de 2 gotas.

3. Enrolla la copa en las palmas de tus manos para mezclar los aceites.

4. Luego, vierta en su recipiente de almacenamiento.

5. Una vez que haya vertido sus aceites esenciales mezclados, agregue el aceite portador de jojoba para que pueda mezclar los aceites con el portador.

6. Coloque la tapa en el contenedor de almacenamiento y haga rodar el contenedor entre sus manos un par de veces,

luego gire la botella con el dedo índice y el pulgar hacia arriba y hacia abajo.

7. Esto ayudará a que los aceites se mezclen correctamente.

Aplicar:

Cuando mezcle los aceites y los combine con el aceite de jojoba, podrá aplicarlo en su cabello y dejarlo reposar durante varias horas. Luego, una vez que se ha establecido durante varias horas, puedes lavarte el cabello dos veces con un champú orgánico. Esto limpiará los aceites sobrantes. La mezcla de aceite repondrá el cabello y lo restaurará. Puede usar este aceite todo lo que quiera durante la semana hasta que su cabello esté completamente restaurado.

Capítulo 14: Perfiles que debe conocer para cada aceite que use.

Los aceites esenciales tienen un perfil específico que compone sus compuestos químicos. Cuando trabaje con aceites esenciales necesitará conocer sus perfiles para poder usarlos correctamente. A continuación se muestra una breve lista de los perfiles de varios de los aceites mencionados en este libro.

Aceites Esenciales Antisépticos

Bergamota.

Cedro.

Clavo.

Manzanilla.

Eucalipto.

Jazmín.

Enebro.

Pomelo.

Ylang Ylang.

Naranja.

Sándalo.

Lavanda.

Pachulí.

Mirra.

Limón.

Canela.

Romero.

Tomillo.

Menta.

Salvia Sclarea.

Aceites esenciales antibioticos

Bergamota.

Lavanda.

Limón.

Árbol de té.

Geranio.

Pachulí.

Tomillo.

Clavo.

Eucalipto.

Canela.

Aceites esenciales antifungicos

Árbol de té.

Pachulí.

Eucalipto.

Cedro.

Clavo.

Mirra.

Aceites esenciales anti-virales

Eucalipto.

Clavo.

Árbol de té.

Canela.

Toronjil.

Tomillo.

Aceites esenciales anti-infecciones

Menta.

Manzanilla.

Pachulí.

Limón.

Salvia Sclarea.

Sándalo.

Palmarosa.

Lavanda.

Eucalipto.

Tomillo.

Antibiótico es un término que se utiliza para designar un compuesto químico o de aceite esencial que previene la infección y el crecimiento de bacterias. Estos se utilizan de la misma manera que el campo médico moderno usaría píldoras antibióticas. Cuando tome un antibiótico, podrá eliminar cualquier infección que haya entrado en su cuerpo o piel. Estos pueden ser utilizados por vía tópica o por inhalación.

Un antiséptico destruirá cualquier microbio que haya estado en contacto con su cuerpo y luego evitará el desarrollo de los microbios para que no molesten más su salud.

Los antifungicos ayudan a prevenir el crecimiento de hongos en su cuerpo. Esto incluye el crecimiento de hongos en los pies y los pies. Al usar un antifúngico, usted puede prevenir problemas de hongos.

Los aceites esenciales antivirales prevendrán el crecimiento de contaminantes virales. Esto se puede lograr usando uno de los antivirales en la lista anterior o varios de ellos. Hay varios aceites más que pueden incluirse en los perfiles anteriores, sin embargo, solo incluí los que se enumeran en este libro para que tenga más información sobre los aceites que usará.

Ahora que ha aprendido un poco sobre los aceites esenciales y sus usos, estará más preparado para ayudarse a sí mismo y a su familia a usar los aceites esenciales para mejorar la salud dentro de su hogar.

Capítulo 15: Recetas fáciles de seguir para dolencias de más de 300 a seguir

Para cada receta, necesitará un vaso de vidrio para mezclarlos. Luego, deberá seguir los procedimientos de mezcla adecuados para asegurarse de que la mezcla se realice correctamente. A continuación, deberá aplicar su aceite portador o agua purificada si es necesario. Muchas de estas recetas se utilizarán por vía tópica, difusor, inhalación o en un baño de pies o bañera.

Estas recetas se leerán en este formato:

- Nombre de la mezcla.
- Aceites necesarios con incrementales.
- Suministros necesarios.

Dolencias comunes

La mayoría de las mezclas que se enumeran a continuación se pueden usar como un aceite de masaje en el área que necesita tratamiento, así como un baño o un baño de pies. Se pueden utilizar de forma regular o cuando sea necesario. Estas recetas son simples de seguir. Algunos de ellos proporcionan los ingredientes necesarios y le permiten medir el efecto del aroma al juzgar la cantidad de gotas que necesita. Mientras que algunos le proporcionan la cantidad exacta de gotas necesarias que se encuentran dentro de la sección (), recuerde que todos los aceites deben analizarse antes de usarse y deben diluirse al% apropiado.

Listo para dormir

Suministros que necesitará:

Aceite de esencia de manzanilla (romana) (2).

Aceites de esencia de lavanda (3).

Vetiver Essence Oils (2).

Aplicador de Rollerball 10ml.

Mezcla en un frasco de vidrio.

Aceites portadores que te gustan.

Respirar es fácil

Suministros que necesitará:

Aceite de esencia de árbol de té (1).

Aceites de esencia de romero (1).

Aceites de esencia de eucalipto (1).

Aceite de esencia de cardamomo (1).

Aceite de esencia de limón (1).

Aceite de esencia de menta (2).

Aplicador de Rollerball 10ml.

Mezcla en un frasco de vidrio.

Aceites portadores que te gustan.

Spray para picaduras de insectos

Suministros que necesitará:

Aceite de esencia de bayas de enebro (2).

Aceites de esencia de árbol de té (2).

Aceites de esencia de limón (1).

Aceite de esencia de borraja (1 cucharadita).

Spray botella de vidrio.

Aplicador de Rollerball 10ml.

Mezcla en un frasco de vidrio.

Aceites portadores que te gustan.

No más piojos

Suministros que necesitará:

Aceite de esencia de menta (5).

Aceites de esencia de jengibre (5).

Aceites de esencia de lavanda (5).

Aceite de esencia de nuez (1 cucharadita).

Aplicador de Rollerball 10ml.

Mezcla en un frasco de vidrio.

Aceites portadores que te gustan.

Almacenamiento de vidrio.

Alivio de baño para PMS

Suministros que necesitará:

Aceite de esencia de geranio (5).

Aceites de esencia de bergamota (5).

Aceite Esencial de Palmarosa (5).

Aplicador de Rollerball 10ml.

Mezcla en un frasco de vidrio.

Aceites portadores que te gustan.

Desodorante femenino

Suministros que necesitará:

Aceite de jojoba.

Aceites de esencia de lavanda (2).

Maicena.

Tolu Bálsamo (3).

RollerballApplicator 10ml.

Mezcla en un frasco de vidrio.

Aceites portadores que te gustan.

Contenedor de vidrio.

No más cabello grasoso

Suministros que necesitará:

Aceite de esencia de romero (8).

Aceites de uva (2tsp).

Aceites de esencia de ylang-ylang (9).

Aceite de esencia de lima (9).

Spray botella de vidrio.

Mezcla en un frasco de vidrio.

Aceites portadores que te gustan.

Desaparece la celulitis

Suministros que necesitará:

Aceite esencial de benzoina (5).

Aceites de esencia de limón (5).

Aceite de esencia de romero (5).

Aceite de esencia de hinojo (5).

Recipiente de vidrio con tapa hermética.

Mezcla en frasco de vidrio.

Aceites portadores que te gustan.

Sanar los musculo

Suministros que necesitará:

Aceite de esencia de romero (2).

Aceites de esencia de nuez moscada (3).

Aceite de esencia de jengibre (5).

Aceite de esencia de ylang-ylang (5).

Recipiente de vidrio con tapa hermética.

Mezcla en un frasco de vidrio.

Aceites portadores que te gustan.

Incrementar mi fuerza

Suministros que necesitarás:

Aceites de menta esencia (5).

Aceite de esencia de pomelo (5).

Aceite de esencia de jengibre (6).

Aceite de esencia de limón (4).

Aceite de esencia de tomillo (5).

Aceite de esencia de apio (5).

Almacenamiento de vidrio de contenedor.

Aceite de semilla de uva (2 cucharadas).

Mezcla en un frasco de vidrio.

Aceites portadores que te gustan.

No más ronquidos

Suministros que necesitará:

Aceite de esencia de cajeput (4).

Aceites de esencia de lavanda (3).

Aceite de esencia de mirto (4).

Aceite de esencia de manzanilla (3).

Aceite de esencia de mejorana (3).

Aceite de esencia Petitgrain (3).

Contenedor de vidrio.

Mezcla en un frasco de vidrio.

Aceites portadores que te gustan.

Antes de afeitarte

Suministros que necesitará:

Aceite de esencia de geranio (2).

Aceites de Esencia Sweet Bay (1).

Aceite de esencia de linaza (20).

Contenedor de vidrio.

Mezcla en un frasco de vidrio.

No más germenes

Suministros que necesitará:

Agua Purificada (4 fl.oz.).

Aceites de esencia de eucalipto (35).

Aceite de esencia de tomillo (50).

Aceite de esencia de árbol de té (65).

Botella de spray de vidrio.

Mezcla en un frasco de vidrio.

Aceites portadores que te gustan.

El aire huele bien

Suministros que necesitará:

Agua Purificada (4 fl.oz.).

Aceite de esencia de romero (56).

Aceite de esencia de menta (36).

Botellas de spray de vidrio.

Mezcla en un frasco de vidrio.

No más estrés #1

Suministros que necesitará:

Aceite de esencia de manzanilla (9).

Aceite de esencia de canela (6).

Aceite de esencia de hinojo (5).

Agua purificada.

Difusor.

Mezcla de vidrio Dram.

No más estrés #2

Suministros que necesitará:

Aceites de esencia Melissa (10).

Aceite Esencia De Pimienta De Jamaica (10).

Agua purificada.z

Mezcla en un frasco de vidrio.

Levántame

Suministros que necesitará:

Agua Purificada (4 fl.oz.)

Aceite de esencia de pimienta de Jamaica (3)

Aceite de esencia de naranja (3)

Aceite de esencia de geranio (5)

Aceite de esencia de bergamota (4)

Difusor

Mezcla en un frasco de vidrio.

El dolor desaparece

Suministros que necesitará:

Aceites de esencia de geranio (5).

Aceites de Esencia Ylang-Ylang (4).

Aceite de esencia de lavanda (2).

Aceite de esencia de menta verde (4).

Aceites portadores que te gustan* (Semilla de uva, almendra dulce, avellana o sésamo).

Contenedor de vidrio.

Mezcla en un frasco de vidrio.

Crecimiento de las planta

Suministros que necesitará:

Contenedor de vidrio.

Aceite de esencia de salvia (10).

Aceites de esencia de clavo (5).

Agua (4 fl.oz.).

Mezcla en un frasco de vidrio.

Perrito quedate quieto

Suministros que necesitará:

Aceites de esencia de manzanilla (50).

Aceite de esencia de mandarina (4).

Aceite de esencia de lavanda (50).

Spray botella de vidrio.

Agua Purificada (4 fl.oz.).

Mezcla en un frasco de vidrio.

Limpiar mi piel

Suministros que necesitará:

Aceites de esencia Bois De Rose (5).

Aceite de nuez de Kukui (2 cucharadas).

Aceite de esencia de mirra (3).

Aceite de esencia de manzanilla (3).

Aceite de esencia de lavanda (5).

Mezcla en un frasco de vidrio.

Crecer mas cabello

Suministros que necesitará:

Aceite De Menta (6).

Aceite de esencia de Salvia sclarea (6).

Aceite de esencia de lavanda (6).

Aceite de esencia de romero (12).

Aceite de ricino (2 onzas).

Aceite de esencia de albaricoque (2 onzas).

Aceite de coco (2 onzas).

Contenedor de vidrio.

Mezcla en un frasco de vidrio.

Alivia la fatiga

Suministros que necesitará:

Aceites de esencia de comino (5).

Aceite de esencia de lima (5).

Aceite de esencia de clavo (5).

Aceites portadores que te gustan.

Contenedor de vidrio.

Mezcla en un frasco de vidrio.

Humectante labial

Suministros que necesitará:

Aloe vera.

Aceites de esencia de sándalo (2).

Aceite de esencia de lavanda (3).

Aceite de esencia de macadamia (1 cucharadita).

Aplicador de Rollerball 10ml.

Aceites portadores que te gustan.

Mezcla en un frasco de vidrio.

Reparacion de cabello

Suministros que necesitará:

Aceite De Jojoba (4 fl.oz.).

Aceite de esencia dulce de la bahía (8).

Aceites de esencia de romero (8).

Aceite de esencia de geranio (2).

Aceite de esencia de cedro (8).

Contenedor de vidrio.

Mezcla en frasco de vidrio.

El estrés se ha ido

Suministros que necesitará:

Aceite de esencia Salvia clarea (3).

Agua purificada.

Aceite de esencia de lavanda (1).

Aceite de esencia de corteza de limón (1).

Mezcla en un frasco de vidrio.

Alivia el estrés finalmente

Suministros que necesitará:

Agua purificada.

Aceite de Esencia de Vetiver (1).

Aceite de esencia de lavanda (2).

Aceite de esencia de manzanilla (romana) (2).

Mezcla en un frasco de vidrio.

Reduce ese estrés

Suministros que necesitará:

Agua purificada.

Aceites de esencia Melissa (10).

Aceite Esencia De Pimienta De Jamaica (10).

Mezcla en un frasco de vidrio.

La ansiedad de ha ido

Suministros que necesitará:

Agua purificada.

Aceite de esencia de salvia sclarea (2)

Aceite de esencia de pachuli (1).

Aceite de esencia de geranio (2).

Aceite de esencia Ylang-Ylang (1).

Mezcla en un frasco de vidrio.

Calma la ansiedad

Suministros que necesitará:

Agua purificada.

Aceite de esencia Ylang-Ylang (1).

Aceite de esencia de pachuli (1).

Aceite de esencia de cedro (2).

Aceite de esencia de naranja silvestre (2).

Mezcla en un frasco de vidrio.

Alegre despertar

Suministros que necesitará:

Agua purificada.

Aceite de esencia de bergamota (3).

Aceite de esencia Ylang-Ylang (3).

En un frasco de vidrio.

El estado de ánimo sube un martes

Suministros que necesitará:

Agua purificada.

Difusor.

Aceite de esencia de pimienta de Jamaica (3).

Aceite de esencia de geranio (5).

Aceite de esencia de bergamota (4).

Aceite de esencia de naranja (3).

Mezcla en un frasco de vidrio.

Levanta mi estado de ánimo, ahora

Suministros que necesitará:

Aceite de esencia de clavo (2).

Aceites de esencia de pachuli (4).

Aceite de esencia de rosa (5).

Aceite de esencia de geranio (4).

Mezcla en un frasco de vidrio.

Contenedor de vidrio.

Aceite portador de su elección.

Huele esas montañas
Suministros que necesitará:

Agua purificada.

Aceite de esencia de abeto balsámico de Idaho (3).

Aceite de esencia Ylang-Ylang (3).

Mezcla en un frasco de vidrio.

Aumenta tu energía #1
Suministros que necesitará:

Agua purificada.

Aceite de esencia de limón (2).

Aceite de esencia de incienso (2).

Aceite de esencia de menta (2).

Mezcla en un frasco de vidrio.

Aumenta tu energía #2
Suministros que necesitará:

Agua purificada.

Aceite de esencia de pimienta negra (3).

Aceite de esencia de romero (3).

Mezcla en un frasco de vidrio.

Aumenta tu energía #3

Suministros que necesitará:

Agua purificada.

Esencia de aceite de naranja dulce (5).

Esencia de aceite de limón (5).

Esencia de aceite de pomelo (5).

Esencia de aceite de corteza de canela (2).

Mezcla en un frasco de vidrio.

No más menopausia #1

Suministros que necesitará:

Agua purificada

Esencia de aceite de romero (20).

Esencia de aceite de menta (10).

Esencia de aceite de ylang-ylang (10).

Esencia de aceite de manzanilla (romana) (10).

Esencia de aceite de Rosa Otto (10).

Esencia de aceite de geranio (20).

Esencia de aceite de lavanda (20).

Mezcla en un frasco de vidrio.

No más menopausia #2

Suministros que necesitará:

Agua purificada.

Gel de Aloe Vera (1 cucharadita).

Aceite de esencia de menta (5).

Aceite de esencia de lavanda (5).

Mezcla en un frasco de vidrio.

Spray botella de vidrio.

No más menopausia #3

Suministros que necesitará:

Esencia de aceite de ylang-ylang (5).

Esencia de aceite de bergamota (5).

Esencia de aceite de Salvia Sclarea (10).

Esencia de aceite de sándalo (5).

Esencia de aceite de Rosa Otto (10).

Esencia de aceite de geranio (5).

Aceite de coco fraccionado (1 pts).

Mezcla en un frasco de vidrio.

Rollerball 10 ml de vidrio.

Calambres de PMS

Suministros que necesitará:

Esencia de aceite de Salvia Sclarea (3).

Esencia de aceite de geranio (1).

Esencia de aceite de lavanda (2).

Aceite de aguacate (2 pts).

Mezcla de vidrio Dram.

Rollerball 10 ml de vidrio.

Aliviar Mi PMS

Suministros que necesitará:

Jojoba (2 cucharadas).

Aceite de esencia de ciprés (4).

Aceite de esencia de menta (5).

Aceite de esencia de lavanda (3).

Mezcla en un frasco de vidrio.

Rodillo de bola de vidrio.

Alivio premenstrual de los síntomas

Suministros que necesitará:

Peppermint Essence Oil (10).

Lavender Essence Oil (10).

Lemon Essence Oil (10).

Whole Milk.

Epsom Salt.

Blending Glass Dram.

Alivio del dolor de cabeza

Suministros que necesitará:

Agua purificada.

Aceite de esencia de menta (2).

Aceite de esencia de lavanda (2).

Aceite de esencia de romero (1).

Aceite de esencia de eucalipto (1).

Mezcla en un frasco de vidrio.

Dolor de cabeza por estrés

Suministros que necesitará:

Agua purificada.

Aceite de esencia de menta (2).

Aceite de esencia de mejorana dulce (2).

Aceite de esencia de lavanda (2).

Aceite de esencia de romero (2).

Aceite de esencia de tomillo (2).

Mezcla en un frasco de vidrio.

Dolor de cabeza en la cavidad sinusal

Suministros que necesitará:

Agua purificada.

Aceite de esencia de incienso (2).

Aceite de esencia de albahaca (2).

Aceite de esencia de lavanda (4).

Aceite de esencia de menta (4).

Mezcla en un frasco de vidrio.

No más enfermedad

Suministros que necesitará:

Agua purificada.

Aceite de esencia de menta verde (1).

Aceite de esencia de pomelo (1).

Aceite de esencia de naranja dulce (1).

Aceite de esencia de lima (1).

Mezcla en un frasco de vidrio.

Mezcla de aceite contra las náuseas

Suministros que necesitará:

Aceite portador (30ml) lo que elijas.

Aceite de esencia de menta (5).

Aceite de esencia de lavanda (5).

Mezcla en un frasco de vidrio.

La enfermedad desaparece

Suministros que necesitará:

Aceite de esencia de menta (5).

Aceite de esencia de limón (3).

Mezcla en un frasco de vidrio.

Aceite portador (30ml) - tu elección.

El jengibre bloquea las náuseas

Suministros que necesitará:

Aceite de esencia de menta (10).

Aceite de esencia de jengibre (10).

Aceite de esencia de manzanilla (10).

Mezcla en un frasco de vidrio.

Aceite portador (30ml) - tu elección.

Hazme crecer un poco de pelo

Suministros que necesitará:

Aceite de ricino jamaicano negro (0,25 tazas).

Aceite de esencia de cedro (10).

Aceite de esencia de corteza de menta (10).

Aceite de esencia de lavanda (10).

Mezcla en un frasco de vidrio.

Aceite de esencia de romero (10).

Aceite de coco (0,25 tazas).

Cara perfectamente limpia

Suministros que necesitará:

Aceite de esencia de jazmín (10).

Aceite portador de avellana (2 cucharadas).

Aceite de esencia de rosa (10).

Aceite de esencia de incienso (10).

Mezcla en un frasco de vidrio .

Facial para piel grasosa

Suministros que necesitará:

Aceite portador de semilla de uva (2 cucharadas).

Aceite de esencia Petitgrain (10).

Aceite de esencia de naranja (10).

Aceite de esencia de limón (10).

Mezcla en un frasco de vidrio.

Facial aclarador de piel para acné

Suministros que necesitará:

Aceite portador de nuez de Kukui (2 cdas).

Aceite de esencia Bois De Rose (5).

Aceite de esencia de manzanilla (10).

Aceite de esencia de lavanda (5).

Aceite de esencia de mirra (10).

Mezcla en un frasco de vidrio.

Repelente de insectos

Suministros que necesitará:

Aceite de esencia de hierba de limón (3).

Aceite de esencia de citronela (3).

Mezcla en un frasco de vidrio.

La bronquitis ha desaparecido

Suministros que necesitará

Aceite de esencia de clavo (2).

Aceite de esencia de mirra (2).

Aceite Esencia Ravensara (6).

Aceite de esencia de incienso (15).

Aceite de esencia de salvia (2).

Mezcla en un frasco de vidrio.

Aceite portador (30 ml) - su elección.

No-No Influenza

Suministros que necesitará:

Agua purificada.

Aceite de esencia de clavo (4).

Aceite de esencia de orégano (8).

Aceite de esencia de hisopo (5).

Aceite Esencia Ravensara (10).

Aceite de esencia de hoja de canela (7).

Aceite de esencia de tomillo (6).

Mezcla en un frasco de vidrio.

Neumonía no más

Suministros que necesitará:

Aceite de esencia de orégano (2).

Aceite Esencia Ravensara (8).

Aceite de esencia de menta (2).

Aceite de esencia de romero (10).

Aceite de esencia de incienso (8).

Mezcla en un frsco de vidrio.

Rollerball de vidrio.

Aceite portador (30ml) - tu elección.

Equilibra la casa

Suministros que necesitará:

Agua purificada.

Aceite de esencia de bergamota (2).

Aceite de esencia de baya de enebro (1).

Aceite de esencia de lavanda (2).

Mezcla en un frasco de vidrio.

Brisa del mar

Suministros que necesitará:

Agua purificada.

Aceite de esencia de mandarina (3).

Aceite Esencia Arborvitae (2).

Aceite de esencia de ciprés (3).

Mezcla en un frasco de vidrio.

Aire limpio y fresco

Suministros que necesitará:

Agua purificada.

Aceite de esencia de lavanda (3).

Aceite de esencia de mandarina (3).

Aceite de esencia de eucalipto (2).

Mezcla en un frasco de vidrio.

Bienvenida a casa, Aroma

Suministros que necesitará:

Agua purificada.

Aceite de esencia de limón (3).

Aceite de esencia de naranja (3).

Aceite de esencia de canela (3).

Mezcla en un frasco de vidrio .

El hogar es encantador

Suministros que necesitará:

Agua purificada.

Aceite de esencia de lima (3).

Aceite de esencia de árbol de té (2).

Aceite de esencia de menta verde (2).

Mezcla en un frasco de vidrio.

Especias latte para calabaza

Suministros que necesitará:

Agua purificada.

Aceite de Esencia De thieves (3).

Aceite de esencia de naranja (3).

Mezcla en un frasco de vidrio.

Apple Holiday

Suministros que necesitará:

Agua purificada.

Aceite de esencia de naranja (4).

Aceite de esencia de jengibre (2).

Aceite de esencia de canela (2).

Mezcla en un frasco de vidrio.

Christmas Frazier

Suministros que necesitará:

Agua purificada.

Aceite de esencia de abeto azul de Idaho (2).

Aceite de esencia de pino (2).

Aceite de esencia de abeto balsámico de Idaho (2).

Mezcla en un frasco de vidrio.

Los niños están fuera como los bebés

Suministros que necesitará:

Agua purificada.

Aceite de esencia de cedro (3).

Aceite de esencia de naranja (3).

Mezcla en un frasco de vidrio.

El sueño desaparece

Suministros que necesitará:

Agua purificada.

Aceite de esencia de sándalo hawaiano (5).

Aceite de esencia de lavanda (5).

Aceite Esencia Vetiver (3).

Aceite de esencia Ylang-Ylang (3).

Aceite de esencia de rosa (4).

Aceite de esencia de bergamota (5).

Aceite de esencia de mandarina (6).

Aceite de esencia de enebro (3).

Mezcla en un frasco de vidrio.

Enfocate y concentrate

Suministros que necesitará:

Agua purificada.

Aceite de esencia de limón (4).

Aceite de esencia de romero (4).

Mezcla en un frasco de vidrio.

Comfort

Suministros que necesitará:

Aceite de esencia de lavanda (4).

Aceite de esencia de mandarina (3).

Manzanilla (romana) (2).

Aceite portador (30ml) - tu elección.

Mezcla en un frasco de vidrio.

Respirar mejor

Suministros que necesitará:

Aceite de esencia de limón (2).

Aceite de esencia de romero (5).

Aceite de esencia de eucalipto (5).

Aceite de esencia de menta (3).

Mezcla en un frasco de vidrio.

Aceite Carrier (30ml) - tu elección.

Bloqueador de depresión
Suministros que necesitará:

Aceite de esencia de mandarina (4).

Aceite de esencia Neroli (4).

Mezcla en un frasco de vidrio.

Aceite portador (30ml) - tu elección.

Soporte a la familia
Suministros que necesitará:

Agua purificada.

Aceite de esencia de lavanda (7).

Aceite de esencia de rosa (3).

Aceite de esencia de mandarina (10).

Mezcla en un frasco de vidrio.

Masaje para bebés
Suministros que necesitará:

Aceite de esencia de lavanda (2).

Aceite de esencia de manzanilla (romana) (1).

Mezcla en un frasco de vidrio.

Aceite portador (30 ml): jojoba, kukui o almendra dulce.

Masaje infantil

Suministros que necesitará:

Aceite de esencia de lavanda (2).

Aceite de esencia de manzanilla (romana) (1).

Aceite de esencia de mandarina (3).

Mezcla en un frasco de vidrio.

Aceite Portador (30 ml) - Jojoba, Kukui, Almendras Dulces.

Las estrías se han ido

Suministros que necesitará:

Aceite de esencia de incienso (7).

Aceite de esencia Neroli (3).

Mezcla en un frasco de vidrio.

Aceite portador (30ml) - tu elección.

Adiós dolor de espalda

Suministros que necesitará:

Aceite de esencia de lavanda (7).

Aceite de esencia de manzanilla (romana) (3).

Mezcla en un frasco de vidrio.

Aceite portador (30ml) - tu elección.

Reduce el dolor

Suministros que necesitará:

Aceite portador (30ml) - tu elección.

Aceite de esencia de lavanda (5).

Aceite de esencia de incienso (5).

Mezcla en un frasco de vidrio.

La ansiedad no es mi problema
Suministros que necesitará:

Aceite de esencia vetiver (2).

Aceite de esencia de rosa (3).

Aceites de esencia de mandarina (5).

Mezcla en un frasco de vidrio.

Aceite portador (30ml) - tu elección.

Reflexología para la ayuda digestiva
Suministros que necesitará:

Agua purificada.

Aceite de esencia de hinojo (4).

Aceite de esencia de lavanda (3).

Aceite de esencia de menta (3).

Mezcla en un frasco de vidrio.

Aceite Carrier (30ml) - tu elección.

Mezcla de masajes para el estreñimiento
Suministros que necesitará:

Aceite de esencia de hinojo dulce (3).

Aceite de esencia de cardamomo (4).

Aceite de esencia de limón (4).

Aceite de esencia de lavanda (7).

Mezcla en un frasco de vidrio.

Aceite de albaricoque (30 ml).

Masaje pre-menstrual

Suministros que necesitará:

Núcleo De Albaricoque (30ml).

Aceite de esencia de geranio (6).

Aceite de esencia de lavanda (14).

Aceite de esencia Salvia Sclarea (6).

Aceite de esencia de bergamota (10).

Mezcla en un frasco de vidrio.

Crema de pies para masajes

Suministros que necesitará:

Aceite de esencia de lavanda (10).

Aceite de esencia de menta (7).

Mezcla en un frasco de vidrio.

Crema (2 onzas).

Masaje de pies

Suministros que necesitará:

Aceite de esencia de baya de enebro (6).

Aceite de esencia de laurel de laurel (4).

Aceite de esencia de pomelo (8).

Mezcla en un frasco de vidrio.

Núcleo De Albaricoque (30ml).

Girasol orgánico (30 ml).

Circulación pobre

Suministros que necesitará:

Aceite de esencia de pimienta negra (6).

Aceite de esencia de romero (5).

Aceite de esencia de limón (7).

Mezcla en un frasco de vidrio.

Núcleo De Albaricoque (30ml).

Sinergía del hogar

Suministros que necesitará:

Aceite de esencia de lavanda (20).

Aceite de esencia de geranio de rosa (7).

Aceite de esencia de mandarina (18).

Aceite de esencia vetiver (5).

Mezcla en un frasco de vidrio.

Aceite portador (30ml) - tu elección.

Masaje de ansiedad

Suministros que necesitará:

Aceite de esencia de sándalo (4).

Aceite de esencia de mandarina (7).

Aceite de esencia de vetiver (2).

Aceites de esencia de rosa (2).

Mezcla en un frasco de vidrio.

Aceite portador (30ml) - tu elección.

Tunel carpal

Suministros que necesitará:

Aceite de esencia de menta (4).

Aceite de esencia de baya de enebro (7).

Aceite de esencia de limón (8).

Aceite de esencia de lavanda (11).

Mezcla en un frasco de vidrio.

Aceites herbales de árnica (10%).

Aceite de albaricoque (80%).

Hierba de hierba de San Juan (10%).

Gel para el dolor

Suministros que necesitará:

Aceite de esencia de menta (11).

Aceite de esencia de abedul (8).

Aceite de esencia de laurel de laurel (14).

Aceite de esencia de lavanda (27).

Mezcla en un frasco de vidrio.

Gel de Aloe Vera..

Bursitis

Suministros que necesitará:

Aceite de esencia de abedul (4).

Aceite de esencia de ciprés (4).

Aceite de esencia de eucalipto (3).

Aceite de esencia de baya de enebro (2).

Aceite de esencia de manzanilla (alemán) (5).

Aceite de esencia de cardamomo (4).

Aceite de esencia de Helichrysum (6).

Aceite de esencia de menta (2).

Aceite de esencia de lavanda (6).

Aceite de esencia de romero (4).

Aceite de esencia de limón (3).

Mezcla en un frasco de vidrio.

Hierba de San Juan.

Aceite de árnica.

Torceduras

Suministros que necesitará:

Aceite de esencia de pimienta negra.

Aceite de esencia de pomelo.

Aceite de esencia de limón.

Aceite de esencia de mejorana dulce.

Aceite de esencia de abedul.

Aceite de esencia de manzanilla (romana).

Aceite Esencial de Brotes

Aceite de esencia de menta.

Aceite de esencia de hierba de limón.

Aceite de esencia de baya de enebro.

Aceite de esencia de lavanda.

Aceite de esencia de laurel.

Aceite de esencia de ciprés.

Aceite de esencia de Helichrysum.

Aceite de esencia de eucalipto.

Aceite de esencia de cardamomo.

Aceite de esencia de manzanilla (alemán).

Aceite de esencia de menta verde.

Mezcla en un frasco de vidrio.

Hierba de San Juan.

Árnica.

* Esto se medirá en función de sus sentidos olfativos y lo que encuentre atractivo para oler.*

Plantas Fasciitis

Suministros que necesitará:

Agua purificada.

Aceite de esencia de eucalipto.

Aceite de esencia de cardamomo.

Aceite de esencia de lavanda.

Aceite de esencia de menta verde.

Aceite de esencia de abedul.

Aceite de esencia de manzanilla (alemán).

Aceite de esencia de mejorana dulce.

Aceite de esencia de Salvia sclarea.

Aceite de esencia de manzanilla (romana).

Aceite Esencial de Brotes.

Aceite de esencia de Helichrysum.

Aceite de esencia de menta.

Aceite de esencia de romero.

Aceite de esencia de laurel.

Mezcla en un frasco de vidrio.

Árnica.

Hierba de San Juan.

Aplicar a un baño de pies.

Latigazo

Suministros que necesitará:

Aceite de esencia de cardamomo.

Aceite de esencia de Helichrysum.

Aceite Esencial de Petitgrain.

Aceite de esencia de baya de enebro.

Aceite de esencia de incienso.

Aceite de esencia de manzanilla (romana).

Aceite de esencia de abedul.

Aceite Esencial de Brotes.

Aceite de esencia de pimienta negra.

Aceite de esencia de neroli.

Aceite de esencia de mejorana dulce.

Aceite de esencia de ciprés.

Aceite de esencia de romero.

Aceite de esencia de manzanilla (alemán).

Aceite de esencia de menta.

Aceite de esencia de Salvia sclarea.

Aceite de esencia de menta verde.

Aceite de esencia de lavanda.

Aceite de esencia de laurel.

Aceite de esencia de vetiver.

Mezcla en un frasco de vidrio.

Hierba de San Juan.

Árnica.

Masaje en la piel.

Ciática

Suministros que necesitará:

Aceite de esencia de cardamomo.

Aceite de esencia de Helichrysum.

Aceite de esencia de petitgrain.

Aceite de esencia de baya de enebro.

Aceite de esencia de incienso.

Aceite de esencia de manzanilla (romana).

Aceite de esencia de abedul.

Aceite Esencial de Brotes.

Aceite de esencia de neroli.

Aceite de esencia de mejorana dulce.

Aceite de esencia de ciprés.

Aceite de esencia de romero.

Aceite de esencia de manzanilla (alemán).

Aceite de esencia de menta.

Aceite de esencial de Salvia sclarea.

Aceite de esencia de menta verde.

Aceite de esencia de lavanda.

Aceite de esencia de laurel.

Aceite de esencia de hoja de canela.

Mezcla en un frasco de vidrio.

Hierba de San Juan.

Árnica.

Masaje en la piel.

Espasmos

Suministros que necesitará:

Aceite esencial de petitgrain.

Aceite de esencia de baya de enebro.

Aceite de esencia de abedul.

Aceite de esencia de mejorana dulce.

Aceite de esencia de ciprés.

Aceite de esencia de manzanilla (alemán).

Aceite de esencia de menta.

Aceite especial de salvia sclarea.

Aceite de esencia de menta verde.

Aceite de esencia de lavanda.

Aceite de esencia de hinojo.

Aceite de esencia de limón.

Mezcla en un frasco de vidrio.

Hierba de San Juan.

Árnica.

Masaje en la piel.

Fibromialgia

Suministros que necesitará:

Aceite de esencia de raíz angelical.

Aceite de esencia de Helichrysum.

Aceite de esencia de ylang ylang.

Aceite de esencia de jengibre.

Aceite de Esencia de Ravensara.

Aceite de esencia de manzanilla (romana).

Aceite de esencia de abedul.

Aceite de esencia de mandarina.

Aceite de esencia de neroli.

Aceite de esencia de mejorana dulce.

Aceite de esencia de sándalo.

Aceite de esencia de romero.

Aceite de esencia de manzanilla (alemán).

Aceite de esencia de rosa.

Aceite esencial de vetiver.

Aceite de esencia de menta verde.

Aceite de esencia de pimienta negra.

Aceite de esencia de laurel.

Mezcla en un frasco de vidrio.

Hierba de San Juan.

Árnica.

Masaje en la piel.

Osteoartritis

Suministros que necesitará:

Aceite de esencia de Helichrysum.

Aceite de esencia de baya de enebro.

Aceite de esencia de abedul.

Aceite Esencial de Brotes.

Aceite de esencia de mejorana dulce.

Aceite de esencia de ciprés.

Aceite de esencia de romero.

Aceite de esencia de manzanilla (alemán).

Aceite de esencia de menta.

Aceite de esencia de pomelo.

Aceite de esencia de menta verde.

Aceite de esencia de lavanda.

Aceite de esencia de laurel.

Aceite de esencia de palmarosa.

Mezcla en un frasco de vidrio.

Masaje en la piel.

Reumatoide

Suministros que necesitará:

Aceite de esencia de pomelo.

Aceite de esencia de Helichrysum.

Aceite de esencia de jengibre.

Aceite de esencia de baya de enebro.

Aceite de esencia de incienso.

Aceite de esencia de manzanilla (romana).

Aceite de esencia de abedul.

Aceite Esencial de Brotes.

Aceite de esencia de pimienta negra.

Aceite de esencia de mejorana dulce.

Aceite de esencia de ciprés.

Aceite de esencia de romero.

Aceite de esencia de manzanilla (alemán).

Aceite de esencia de menta.

Aceite de esencia de rosa.

Aceite de esencia de menta verde.

Aceite de esencia de lavanda.

Aceite de esencia de laurel.

Aceite de esencia de vetiver.

Aceites de esencia de tomillo.

Aceites de esencia de ylang ylang.

Aceite de esencia de palmarosa.

Aceite de esencia de limón.

Mezcla en un frasco de vidrio.

Masaje en la piel.

Trastorno de la articulación confort temporomandibular

Suministros que necesitará:

Aceite de esencia de bergamota

Aceite de esencia de Helichrysum

Aceite de esencia de pimienta negra

Aceite de esencia de baya de enebro

Aceite de esencia de incienso

Aceite de esencia de manzanilla (romana)

Aceite de esencia de abedul

Aceite Esencial de Brotes

Aceite de esencia de eucalipto

Aceite de esencia de mandarina

Aceite de esencia de limón

Aceite de esencia de romero

Aceite de esencia de manzanilla (alemán)

Aceite de esencia de menta

Aceite de esencia de jengibre

Aceite de esencia de menta verde

Aceite de esencia de lavanda

Aceite de esencia de laurel

Aceite de esencia de ylang ylang

Aceite de esencia de rosa

Mezcla en un frasco de vidrio

Masaje en la piel.

Esclerosis múltiple

Suministros que necesitará:

Aceite de esencia de cardamomo

Aceite de esencia de bergamota

Aceite de esencia de pomelo

Aceite de esencia de limón

Aceite de esencia de melissa

Aceite de esencia de palmarosa

Aceite de esencia de pino

Aceite Esencia Ravensara

Aceite de rosa esencia

Aceite de esencia de sándalo

Aceite de esencia de vetiver

Aceite de esencia de ylang ylang

Aceite de esencia de Helichrysum

Aceite de esencia de petitgrain

Aceite de esencia de baya de enebro

Aceite de esencia de incienso

Aceite de esencia de manzanilla (romana)

Aceite de esencia de abedul

Aceite Esencial de Brotes

Aceite de esencia de neroli

Aceite de esencia de romero

Aceite de esencia de manzanilla (alemán)

Aceite de esencia de menta

Aceite de esencia de salvia sclarea

Aceite de esencia de menta verde

Aceite de esencia de lavanda

Aceite de esencia de laurel

Mezcla en un frasco de vidrio

Masaje en la piel.

Migraña

Suministros que necesitará:

Aceite de esencia de bergamota

Aceite de esencia de manzanilla (romana)

Aceite de esencia de neroli

Aceite de esencia de naranja dulce

Aceite de esencia de jengibre

Aceite de esencia de menta

Aceite de esencia de lavanda

Aceite de esencia de limón

Aceite de esencia de pomelo

Mezcla en un frasco de vidrio

Hierba de San Juan

Árnica

Masaje en la piel.

Tranquiliza la ansiedad

Suministros que necesitará:

Aceite de esencia de raíz de angélica

Aceite de esencia de cardamomo

Aceite de esencia de cedro

Aceite de esencia de geranio

Aceite de esencia de baya de enebro

Aceite de esencia de incienso

Aceite de esencia de manzanilla (romana)

Aceite de esencia de abedul

Aceite de esencia de jengibre

Aceite de esencia de jazmín

Aceite de esencia de mandarina

Aceite de esencia de pomelo

Aceite de esencia de rosa

Aceite de esencia de manzanilla (alemán)

Aceite de esencia de menta

Aceite de esencia de salvia sclarea

Aceite de esencia de petitgrain

Aceite de esencia de mirra

Aceite de esencia de sándalo

Aceite de esencia de pino

Aceite de esencia de vetiver

Aceite de esencia de ylang ylang

Aceite de esencia de melissa

Mezcla en un frasco de vidrio

Masaje en la piel.

Neuralgia

Suministros que necesitará:

Aceite de esencia de cardamomo

Aceite de esencia de Helichrysum

Aceite de esencia de hierba de limón

Aceite de esencia de palmarosa

Aceite de esencia de melissa

Aceite de esencia de manzanilla (romana)

Aceite de esencia de abedul

Aceite Esencial de Brotes

Aceite de esencia de neroli

Aceite de esencia de mejorana dulce

Aceite de esencia de pino

Aceite Esencia Ravensara

Aceite de esencia de manzanilla (alemán)

Aceite de esencia de menta verde

Aceite de esencia de lavanda

Aceite de esencia de laurel

Aceite de esencia de hoja de canela

Aceite de esencia de vetiver

Mezcla en un frasco de vidrio

Masaje en la piel.

Síndrome de Raynaud

Suministros que necesitará:

Aceite de esencia de cardamomo

Aceite de esencia de pimienta negra

Aceite de esencia de petitgrain

Aceite de esencia de baya de enebro

Aceite de esencia de hinojo

Aceite de esencia de eucalipto

Aceite de esencia de romero

Aceite de esencia de menta

Aceite de esnecia de salvia sclarea

Aceite de esencia de laurel

Aceite de esencia de hoja de canela

Mezcla en un frasco de vidrio

Masaje en la piel.

Hipertensión

Suministros que necesitará:

Aceite de esencia de raíz de angélica

Aceite de esencia de bergamota

Aceite de esencia de petitgrain

Aceite de esencia de pachuli

Aceite de esencia de incienso

Aceite de esencia de manzanilla (romana)

Aceite de esencia de geranio

Aceite de esencia de sándalo

Aceite de esencia de neroli

Aceite de esencia de mejorana dulce

Aceite de esencia de naranja dulce

Aceite de esencia de pomelo

Aceite de esencia de manzanilla (alemán)

Aceite de esencia de vetiver

Aceite de esencia de salvia sclarea

Aceite de esencia de ylang ylang

Aceite de esencia de lavanda

Aceite de esencia de mandarina

Mezcla en un frasco de vidrio

Masaje en la piel.

Hipotensión

Suministros que necesitará:

Aceite de esencia de pimienta negra

Aceite de esencia de baya de enebro

Aceite de esencia de romero

Aceite de esencia de pomelo

Aceite de esencia de menta

Aceite de esencia de jengibre

Aceite de esencia de menta verde

Aceite de esencia de tomillo

Mezcla en un frasco de vidrio

Masaje en la piel.

Edema

Suministros que necesitará:

Aceite de esencia de pimienta negra

Aceite de esencia de baya de enebro

Aceite de esencia de romero

Aceite de esencia de pomelo

Aceite de esencia de menta

Aceite esencial de semilla de zanahoria

Aceite de esencia de ciprés

Aceite de esencia de geranio

Aceite de esencia de pachuli

Aceite de esencia de hierba de limón

Aceite de esencia de limón

Mezcla en un frasco de vidrio

Masaje en la piel.

Infección

Suministros que necesitará:

Aceite de esencia de hoja de canela

Aceite de esencia de baya de enebro

Aceite de esencia de romero

Aceite de esencia de pomelo

Aceite de esencia de eucalipto

Aceite de esencia de geranio

Aceite de esencia de árbol de té

Aceite de esencia de hierba de limón

Aceite de esencia de limón

Aceite de Esencia de Ravensara

Aceite de esencia de tomillo

Aceite de Esencia Niaouli

Mezcla en un frasco de vidrio

Masaje en la piel.

Desaparece celulitis

Suministros que necesitará:

Aceite de esencia de ciprés

Aceite de esencia de baya de enebro

Aceite de esencia de romero

Aceite de esencia de pomelo

Aceite de esencia de eucalipto

Aceite de esencia de jengibre

Aceite de esencia de pachuli

Aceite de esencia de mirra

Aceite de esencia de neroli

Mezcla en un frasco de vidrio

Masaje en la piel.

Dismenorrea

Suministros que necesitará:

Aceite de esencia de raíz de angélica

Aceite de esencia de abedul

Aceite de esencia de lavanda

Aceite de esencia de menta

Aceite de esencia de pimienta negra

Aceite de esencia de hoja de canela

Aceite de esencia de salvia sclarea

Aceite de esencia de pachuli

Aceite de esencia de vetiver

Aceite de esencia de ylang ylang

Aceite de esencia de menta verde

Aceite de esencia de naranja dulce

Aceite de esencia de mandarina

Aceite de esencia de incienso

Aceite de esencia de jengibre

Aceite de esencia de Helichrysum

Aceite de esencia de neroli

Aceite de esencia de geranio

Copa de vidrio para mezclar

Masajee sobre la piel.

Amenorrea

Suministros que necesitará:

Aceite de esencia de raíz de angélica

Aceite de esencia de abedul

Aceite de esencia de lavanda

Aceite de esencia de menta

Aceite de esencia de pimienta negra

Aceite de esencia de hoja de canela

Aceite de esencia de salvia sclarea

Aceite de esencia de pachuli

Aceite de esencia de vetiver

Aceite de esencia de ylang ylang

Aceite de esencia de menta verde

Aceite de esencia de naranja dulce

Aceite de esencia de mandarina

Aceite de esencia de incienso

Aceite de esencia de jengibre

Aceite de esencia de Helichrysum

Aceite de esencia de neroli

Aceite de esencia de geranio

Aceite de esencia de manzanilla (romana)

Aceite de esencia de hinojo

Copa de vidrio para mezclar

Masajee sobre la piel

Infertilidad

Suministros que necesitará:

Aceite de esencia de bergamota

Aceite de esencia de jazmín

Aceite de esencia de melissa

Aceite esencial de cardamomo

Aceite de esencia de rosa

Aceite de esencia de salvia sclarea

Aceite de esencia de manzanilla (romana)

Aceite de esencia de ciprés

Aceite de esencia de neroli

Aceite de esencia de geranio

Aceite de esencia de hinojo

Copa de vidrio para mezclar

Masajee sobre la piel.

Mezcla en un frasco de vidrio

Intestino irritable

Suministros que necesitará:

Aceite de esencia de bergamota

Aceite de esencia de cardamomo

Aceite de esencia de lavanda

Aceite de esencia de menta

Aceite de esencia de pimienta negra

Aceite de esencia de petitgrain

Aceite de esencia de salvia sclarea

Aceite de esencia de pachuli

Aceite de esencia de semilla de zanahoria

Aceite de esencia de menta verde

Aceite de esencia de naranja dulce

Aceite de esencia de mandarina

Aceite de esencia de jengibre

Aceite de esencia de neroli

Aceite de esencia de pomelo

Aceite de esencia de baya de enebro

Copa de vidrio para mezclar

Masajee sobre la piel.

Nauseas

Suministros que necesitará:

Aceite de esencia de cardamomo

Aceite de esencia de lavanda

Aceite de esencia de menta

Aceite de esencia de manzanilla (romana)

Aceite de esencia de semilla de zanahoria

Aceite de esencia de menta verde

Aceite de esencia de mandarina

Aceite de esencia de jengibre

Aceite de esencia de pomelo

Aceite de esencia de romero

Copa de vidrio para mezclar

Masajee sobre la piel.

Bronquitis

Suministros que necesitará:

Aceite de esencia de cardamomo

Aceite de esencia de lavanda

Aceite de esencia de manzanilla (alemán)

Aceite de esencia de hoja de canela

Aceite de esencia de cedro

Aceite de esencia de menta

Aceite Esencial de Brotes

Aceite de Esencia Niaouli

Aceite de esencia de Chipre

Esencia de aceite de pino

Aceite Esencia Ravensara

Aceite de esencia de laurel

Aceite de esencia de hinojo

Aceite de esencia de Helichrysum

Aceite de esencia de jengibre

Aceite de esencia de tomillo

Aceite de esencia de incienso

Aceite de esencia de limón

Aceite de esencia de árbol de té

Copa de vidrio para mezclar

Masajee sobre la piel.

Asma

Suministros que necesitará:

Aceite de esencia de cardamomo

Aceite de esencia de bergamota

Aceite de esencia de manzanilla (alemán)

Aceite de esencia de manzanilla (romana)

Aceite de esencia de cedro

Aceite de esencia de menta

Aceite de esencia de ylang-ylang

Aceite de Esencia de Ravensara

Aceite de esencia de pino

Aceite de esencia de mirra

Aceite de esencia de neroli

Aceite de esencia de eucalipto

Aceite de esencia de pachuli

Aceite de esencia de petitgrain

Aceite de esencia de eucalipto

Aceite de esencia de salvia sclarea

Aceite de esencia de romero

Copa de vidrio para mezclar

Masajee sobre la piel.

Resfriado común

Suministros que necesitará:

Aceite de esencia de cardamomo

Aceite de esencia de lavanda

Aceite de esencia de manzanilla (alemán)

Aceite de esencia de hoja de canela

Aceite de esencia de cedro

Aceite de esencia de eucalipto

Aceite de esencia de menta

Aceite de esencia de jengibre

Aceite de Esencia Niaouli

Aceite de esencia de Chipre

Aceite de esencia de pino

Aceite de Esencia de Ravensara

Aceite de esencia de laurel

Aceite de esencia de hinojo

Aceite de esencia de Helichrysum

Aceite de esencia de sándalo

Aceite de esencia de tomillo

Aceite de esencia de incienso

Aceite de esencia de limón

Aceite de esencia de árbol de té

Aceite de esencia de mirra

Copa de vidrio para mezclar

Masajee sobre la piel.

Para uso de habitaciones
Limpiador de aire de cítricos
Suministros que necesitará:

Aceite de esencia de naranja (10)

Aceite de esencia de pomelo (50)

Aceite de esencia de pachuli (10)

Aceite esencial de lima (50)

Agua Purificada (4 fl. Oz.)

* Úselo para purificar o perfumar la habitación en la que se encuentra. Esto se puede colocar en un difusor o en una botella con atomizador para usar al rociar el aire.*

Ambientador de mezclas frutales
Suministros que necesitará:

Aceite de esencia de cedro (15)

Aceite de esencia de limón (35)

Aceite de esencia de naranja (50)

Aceite de esencia de pomelo (20)

Agua Purificada (4 fl. Oz.)

* Úselo para purificar o perfumar la habitación en la que se encuentra. Esto se puede colocar en un difusor o en una botella con atomizador para usar al rociar el aire.*

Mezcla de primavera
Suministros que necesitará:

Aceite de esencia de clavo (20)

Aceite de esencia de bergamota (50)

Aceite de esencia de mandarina (50)

Agua Purificada (4 fl. Oz.)

* Úselo para purificar o perfumar la habitación en la que se encuentra. Esto se puede colocar en un difusor o en una botella con atomizador para usar al rociar el aire.*

Esencia de verano
Suministros que necesitará:
Aceite de esencia Petitgrain (20)

Aceite de esencia de limón (40)

Benzoin Essence Oil (20)

Aceite de esencia de lima (40)

Agua Purificada (4 fl. Oz.)

* Úselo para purificar o perfumar la habitación en la que se encuentra. Esto se puede colocar en un difusor o en una botella con atomizador para usar al rociar el aire.*

Flores en eclosión
Suministros que necesitará:
Aceite de esencia de rosa (25)

Aceite de esencia de clavo (20)

Aceite de esencia de naranja (50)

Aceite de esencia de jazmín (10)

Aceite de esencia de canela (15)

Agua Purificada (4 fl. Oz.)

* Úselo para purificar o perfumar la habitación en la que se encuentra. Esto se puede colocar en un difusor o en una botella con atomizador para usar al rociar el aire.*

Flores de primavera

Suministros que necesitará:

Aceite de esencia de rosa (75)

Aceite de esencia de clavo (20)

Aceite de esencia de naranja (25)

Agua Purificada (4 fl. Oz.)

* Úselo para purificar o perfumar la habitación en la que se encuentra. Esto se puede colocar en un difusor o en una botella con atomizador para usar al rociar el aire.*

Hermoso ramo

Suministros que necesitará:

Aceite de esencia de rosa (25)

Aceite de esencia de clavo (20)

Aceite de esencia de geranio (35)

Aceite De Bálsamo Del Perú (15)

Aceite de esencia Bois De Rose (25)

Agua Purificada (4 fl. Oz.)

* Úselo para purificar o perfumar la habitación en la que se encuentra. Esto se puede colocar en un difusor o en una botella con atomizador para usar al rociar el aire.*

Ramo de boda

Suministros que necesitará:

Aceite de esencia de ylang-ylang (50)

Aceite de esencia Petitgrain (25)

Aceite de esencia de geranio (25)

Tolu Balsam Essence Oil (20)

Agua Purificada (4 fl. Oz.)

* Úselo para purificar o perfumar la habitación en la que se encuentra. Esto se puede colocar en un difusor o en una botella con atomizador para usar al rociar el aire.*

Caminata en el bosque

Suministros que necesitará:

Aceite de esencia de lavanda (25)

Aceite de esencia de cedro (20)

Aceite de esencia de abeto (50)

Aceite de esencia de eucalipto (25)

Agua Purificada (4 fl. Oz.)

* Úselo para purificar o perfumar la habitación en la que se encuentra. Esto se puede colocar en un difusor o en una botella con atomizador para usar al rociar el aire.*

Árboles y naturaleza

Suministros que necesitará

Aceite de esencia de romero (30)

Aceite Esencia De Lima (15)

Aceite de esencia de pachuli (15)

Aceite de esencia de abeto (30)

Aceite de esencia de mirto (30)

Agua Purificada (4 fl. Oz.)

* Úselo para purificar o perfumar la habitación en la que se encuentra. Esto se puede colocar en un difusor o en una botella con atomizador para usar al rociar el aire.*

Lo mejor de la naturaleza

Suministros que necesitará:

Aceite de esencia Bois De Rose (30)

Aceite de esencia de eucalipto (20)

Aceite de esencia de menta verde (30)

Aceite de esencia de abeto (40)

Agua Purificada (4 fl. Oz.)

* Úselo para purificar o perfumar la habitación en la que se encuentra. Esto se puede colocar en un difusor o en una botella con atomizador para usar al rociar el aire.*

Aire fresco a menta#1

Suministros que necesitará:

Aceite de esencia de pachuli (10)

Aceite de esencia Petitgrain (20)

Aceite de esencia de menta (40)

Aceite de esencia de menta verde (10)

Aceite de esencia de alcaravea (40)

Agua Purificada (4 fl. Oz.)

* Úselo para purificar o perfumar la habitación en la que se encuentra. Esto se puede colocar en un difusor o en una botella con atomizador para usar al rociar el aire.*

Aire fresco a menta #2

Suministros que necesitará:

Aceite de esencia de menta verde (40)

Aceite de esencia de romero (20)

Aceite de esencia de menta (10)

Aceite esencial de benzoina (10)

Aceite de esencia de lima (10)

Aceite de esencia de lavanda (30)

Agua Purificada (4 fl. Oz.)

* Úselo para purificar o perfumar la habitación en la que se encuentra. Esto se puede colocar en un difusor o en una botella con atomizador para usar al rociar el aire.*

Olor picante en la habitación#1

Suministros que necesitará:

Aceite de esencia de anís (10)

Aceite de esencia de canela (20)

Aceite de esencia de jengibre (20)

Aceite de esencia de clavo (15)

Aceite de esencia de alcaravea (35)

Aceite de esencia de lima (10)

Agua Purificada (4 fl. Oz.)

* Úselo para purificar o perfumar la habitación en la que se encuentra. Esto se puede colocar en un difusor o en una botella con atomizador para usar al rociar el aire.*

Olor picante en la habitación #2

Suministros que necesitará:

Aceite de esencia de romero (30)

Aceite de esencia de comino (20)

Aceite Esencia De Pimienta De Jamaica (25)

Aceite de esencia de cilantro (25)

Aceite de esencia de clavo (20)

Agua Purificada (4 fl. Oz.)

* Úselo para purificar o perfumar la habitación en la que se encuentra. Esto se puede colocar en un difusor o en una botella con atomizador para usar al rociar el aire.*

Esencia a romance #1

Suministros que necesitará:

Aceite de esencia de palmarosa (7)

Aceite de esencia de ylang-ylang (7)

Aceite de esencia de bergamota (6)

Agua Purificada (4 fl. Oz.)

* Úselo para purificar o perfumar la habitación en la que se encuentra. Esto se puede colocar en un difusor o en una botella con atomizador para usar al rociar el aire.*

Esencia a romance #2

Suministros que necesitará:

Aceite de esencia salvia sclarea (5)

Aceite de esencia de ylang-ylang (5)

Aceite de esencia de pimienta negra (5)

Aceite de esencia de clavo (5)

Agua Purificada (4 fl. Oz.)

* Úselo para purificar o perfumar la habitación en la que se encuentra. Esto se puede colocar en un difusor o en una botella con atomizador para usar al rociar el aire.*

Esencia a romance #3

Suministros que necesitará:

Aceite de esencia de alcaravea (5)

Benzoin Essence Oil (5)

Aceite de esencia de pachuli (5)

Aceite de esencia de naranja (5)

Agua Purificada (4 fl. Oz.)

* Úselo para purificar o perfumar la habitación en la que se encuentra. Esto se puede colocar en un difusor o en una botella con atomizador para usar al rociar el aire.*

Esencia a romance #4

Suministros que necesitará:

Aceite de esencia de sándalo (7)

Aceite de esencia de naranja (6)

Aceite de esencia de ylang-ylang (7)

Agua Purificada (4 fl. Oz.)

* Úselo para purificar o perfumar la habitación en la que se encuentra. Esto se puede colocar en un difusor o en una botella con atomizador para usar al rociar el aire.*

Polvos

Talco para bebé #1

Suministros que necesitará:

Maicena (2 cucharadas.)

Bois De Rose (5)

* Use en un bebé para una mayor frescura y un olor increíble.*

Talco para bebé #2

Suministros que necesitará:

Maicena (2 cucharadas.)

Lavanda (5)

* Use en un bebé para una mayor frescura y un olor increíble.*

Para uso del baño

Baños de respiración fácil #1

Suministros que necesitará:

Lavanda (5)

Pomelo (5)

Cajeput (5)

Aceite Portador (1 pts)

* Mezclar y colocar dentro de su baño.*

Baños de respiración fácil #2

Suministros que necesitará:

Eucalipto (4)

Petitgrain (1)

Anís (3)

Limón (3)

Manzanilla (4)

Aceite Portador (1 pts.)

* Mezclar y colocar dentro de su baño..*

Baños de respiración fácil #3

Suministros que necesitará:

Cajeput (5)

Menta (5)

Eucalipto (5)

Aceite Portador (1 pts)

* Mezclar y colocar dentro de su baño..*

Baños de respiración fácil #4

Suministros que necesitará:

Mirto (4)

Pomelo (1)

Romero (3)

Abeto (3)

Aceite Portador (1 pts.)

* Mezclar y colocar dentro de su baño..*

Baños de respiración fácil #5

Suministros que necesitará:

Mirto (5)

Mejorana (3)

Lavanda (5)

Benjuí (2)

Aceite Portador (1 pts.)

* Mezclar y colocar dentro de su baño.*

Baños de respiración fácil #6

Suministros que necesitará:

Cajeput (5)

Abeto (5)

Lavanda (5)

Aceite Portador (1 pts.)

* Mezclar y colocar dentro de su baño..*

Baños Calmantes #1

Suministros que necesitará:

Hinojo (3)

Petitgrain (5)

Lavanda (5)

Naranja (2)

Aceite Portador (1 pts.)

* Mezclar y colocar dentro de su baño.*

Baños Calmantes #2

Suministros que necesitará:

Ylang-Ylang (5)

Petitgrain (5)

Naranja (2)

Aceite Portador (1 pts)

* Mezclar y colocar dentro de su baño.*

Baños Calmantes #3

Suministros que necesitará:

Geranio (5)

Limón (5)

Sándalo (5)

Aceite Portador (1 pts.)

* Mezclar y colocar dentro de su baño.*

Baños Calmantes #4

Suministros que necesitará:

Manzanilla (5)

Peru Balsam (2)

Limón (2)

Sabio Clary (2)

Geranio (5)

Aceite Portador (1 pts)

* Mezclar y colocar dentro de su baño..*

Baños Calmantes #5

Suministros que necesitará:

Mandarina (5)

Pimienta De Jamaica (5)

Manzanilla (5)

Aceite Portador (1 pts.)

* Mezclar y colocar dentro de su baño.*

Baños Calmantes #6

Suministros que necesitará:

Ciprés (5)

Geranio (1)

Melissa (3)

Mejorana (3)

Limón (3)

Aceite Portador (1 pts.)

* Mezclar y colocar dentro de su baño.*

Preparando el estado de ánimo mientras se baña

Suministros que necesitará:

Palmarosa (5)

Petitgrain (2)

Bois De Rose (5)

Pomelo (3)

Aceite Portador (1 pts.)

* Mezclar y colocar dentro de su baño.*

Introducción a la sección canina

Estoy tan emocionado de que estés en tu camino para comprender cómo preparar aceites para tu perro usando los aceites esenciales para perros. Los siguientes capítulos analizarán cómo usar mejor los aceites usando las formas que más beneficiarán a tu perro. Primero, consideremos cómo surgieron los aceites en la historia.

Los antiguos egipcios fueron posiblemente una de las primeras culturas que se dieron cuenta de que los aceites esenciales podían usarse para obtener beneficios emocionales. Los métodos de destilación se crearon extrayendo aceites de hierbas, plantas y árboles que se podían obtener. Estos aceites antiguos, recientemente descubiertos, se utilizaron en actividades diarias, tanto espirituales como médicas, incluido el embalsamamiento.

Se sabe bien que los gatos fueron embalsamados por los antiguos egipcios. Sin embargo, muchos años después, se descubrió que también existen millones de momias de perros preservadas. Los investigadores encontraron cementerios en las catacumbas al sur de El Cairo llenos de casi 8 millones de animales momificados que en su mayoría eran perros.

Antiguos romanos, griegos, chinos y varias culturas nativas de todo el mundo han utilizado un proceso de destilación para extraer los aceites esenciales. Piense en el tiempo; no había ninguna técnica de preservación o secado por congelación disponible. Con el uso de esta destilación, podrían preservar los beneficios de las diversas plantas en una forma compacta sin conservantes adicionales.

El progreso se extendió a lo largo de los años 1700 y 1800 cuando los médicos, farmacéuticos y otros curanderos de esa época prescribieron aceites esenciales a sus pacientes en muchas ocasiones. Para el año de 1910, un químico y perfumista francés, Rene Maurice Gattefosse, Ph.D., experimentó una explosión de laboratorio, lo que resultó en el conocimiento de la capacidad del aceite de lavanda para ayudar a curar las quemaduras.

Espero que disfrutes cada capítulo y descubras muchas formas nuevas de ayudar a tu perro. Se hicieron todos los esfuerzos para garantizar que esté lleno de la mayor cantidad de información útil posible. Si alguna vez tiene dudas sobre los métodos utilizados, sería mejor recibir asistencia profesional. La información proporcionada en este libro es para su conocimiento general y educación.

En poco tiempo, sabrás cuál de estos aceites funcionará mejor para tu querido perro. Es posible que muchos de los aceites ya estén en su inventario si ya está usando aceites esenciales. La información más importante para aprender es que debe diluir los aceites, ya que son tóxicos si se usan demasiados aceites en un solo producto.

Capítulo 1: Los mejores aceites esenciales para tu perro

Los aceites esenciales se pueden usar para tratar infecciones, quemaduras, virus, depresión, resfriados y enfermedades del sistema inmunológico, y mucho más en los seres humanos. Se absorbe a través de las células, lo que proporcionará un alivio rápido de muchas dolencias para permitir que el cuerpo comience a curarse rápidamente. Son poderosos, pero suaves para no dañar las células subyacentes al tratar enfermedades particulares. Tu perrito nunca lo ha tenido tan bien ya que, con el tiempo, la gente descubrió que los animales también podrían beneficiarse de los aceites en el hogar.

De acuerdo con las fuentes favoritas, cada uno de los aceites en esta lista se considera seguro para los perros. Sin embargo, siempre es mejor pedir la opinión de su veterinario.

Raíz de Angélica: *Angélica archangelica*: este aceite puede usarse si su perro sufre de miedos irracionales, especialmente si se trata de un incidente en una etapa temprana de la vida. El aceite también es bueno para los animales que tienen dolor continuo. Es antiespasmódico, antifúngico, expectorante y mucho más.

Albahaca (quimiotipo linalool): *Ocimum basilicum ct.* linalool: Se sabe que es bueno para los dolores musculares, como repelente de insectos, resfriados, tos y mucho más..

Bergamota: *Citrus bergamia, Citrus aurantium:* este aceite es un excelente calmante para el estrés y la ansiedad. También puede usarlo en un vaporizador, pero asegúrese de tener la dilución adecuada antes de aplicar sobre la piel de su perro. Su forma pura puede quemar la piel.

Cardamomo: *Cardamomum*: Este es un aceite excepcional que proporciona muchos beneficios para el sistema respiratorio y digestivo. Muchos expertos creen que el aceite de cardamomo puede alterar el estado de ánimo de un perro que puede ser agresivo o ansioso por diferentes razones. Difunde el aceite para crear un ambiente más tranquilo para tu perro. También puede aliviar la indigestión y calmar un malestar estomacal.

Semilla de zanahoria: Daucus *carota, Daucus carota subspeciessativa*: este aceite esencial es bueno para la piel. Tiene propiedades antiinflamatorias con moderados efectos antibacterianos. El aceite es excelente para la piel escamosa, seca o sensible que es susceptible de infección. También puede estimular la regeneración de tejidos, por lo que es un aceite excelente para curar cicatrices.

Cedro (Atlas) o Himalaya: *Cedrus atlantica* or *deodara*: A su perro le encantará el aura calmante y fortalecedora recibida de esta gran plaga y repelente de pulgas. También es útil para kennelcough. Himalaya también estimula la circulación, que es otra alternativa para su perro si sufre de artritis, rigidez y dolor de espalda. También ayuda a aclarar la piel desaliñada y la caspa, ya que ayuda a estimular el crecimiento del cabello. Otros beneficios incluyen su capacidad para fortalecer la función renal, como diurético, descongestionante linfático y tónico general. Debería ayudar a su perro a bajar, especialmente en caso de timidez extrema o timidez o agresión nerviosa.

Manzanilla: Tipo 1: Manzanilla alemana: *Matricaria recutita, Matricaria chamomilla, Chamomilla recutita*&**Type 2: Manzanilla romana:** *Chamaemelum nobile, Anthemis nobilis*: Estos aceites alivian las reacciones alérgicas, quemaduras o irritaciones de la piel de su perro.

Salvia sclarea: *Salvia sclarea*: El aceite de salvia es único del sabio jardín común. Es suave, sedante y calmante.

Eucalipto: *Eucalyptus radiata*: El aceite esencial de eucalipto es antiviral y antiinflamatorio. También es un expectorante, por lo que este aceite es excelente para aliviar la congestión del tórax. Este aceite puede ayudar si su perro sufre de una enfermedad respiratoria superior, como episodios de tos de las perreras, y tose o tiene problemas para respirar sin problemas. Diluido adecuadamente, el aceite esencial de eucalipto es seguro para perros, tanto por vía tópica como por inhalación. Sin embargo, asegúrese de no dejar que su perro ingiera este aceite. Nota: Evite usar este aceite con perros pequeños y cachorros.

Incienso: *Olibanum*: El incienso es un aceite "completo" excepcional, ya que no es tan potente en comparación con otros aceites esenciales. Puede ayudar a aliviar la ansiedad y calmar a su mascota. En algunos casos, ha ayudado con los ataques de cáncer, así como a fortalecer el sistema inmunológico. Antes de usarlo, es importante consultar con su veterinario para asegurarse de que esto es vital para los problemas que aquejan a su amada mascota. También es seguro para ovejas, caballos, cabras, aves y perros.

Geranio: *Pelargonium graveolens, Pelargonium x asperum*: El aceite esencial de geranio es seguro y suave para los perros. Es un aceite antifúngico robusto y es adecuado para las irritaciones de la piel (causadas principalmente por infecciones por levaduras), así como para las infecciones por hongos en los oídos de los perros. También es eficaz para repeler garrapatas y es un aceite imprescindible si quieres hacer tu propia mezcla de aceite repelente de garrapatas para tu perro.

Jengibre: *Zingiber officinale:* utilizado en su forma diluida, este aceite es seguro y no irritante para los perritos cuando se usa en pequeñas cantidades. Es un excelente aceite para perros con mareos debido a sus elementos anti náuseas. El aceite de jengibre también puede ayudar con la digestión y el malestar abdominal. Este aceite también tiene propiedades para aliviar el dolor. Usado tópicamente, puede ayudar a reducir el dolor en perros con esguinces, esguinces, displasia o artritis.

Helichrysum: *Helichrysum italicum:* este gran aceite a veces también se denomina "curita líquida", ya que funciona como un súper aceite para la regeneración de la piel y también es antibacteriano. Reduce el sangrado en accidentes, ayuda a reparar los nervios y es beneficioso para quienes tienen enfermedades cardíacas u otros problemas relacionados con el corazón.

Baya de enebro: *Juniperus communis*: este es un aceite de gran fragancia y también es excelente para otros problemas, como el shock, el cuidado de heridas, el tratamiento de la artritis y algunos problemas relacionados con la vejiga. También es seguro para cabras, caballos, ovejas, aves y perros..

Lavanda: *Lavandula angustifolia, Lavender officinalis*: Es posible que ya te des cuenta de que la lavanda es uno de los aceites esenciales más suaves y calmantes. Es beneficioso para las pulgas y como repelente de pulgas. Puede calmar el estado de ánimo del perro ya que calma la piel. Es relajante y ligeramente sedante ya que estabiliza el corazón, reduce la ansiedad y también puede ayudar con la hiperactividad. Es útil para contusiones, rozaduras o quemaduras como antiséptico para ayudar a curar heridas y prevenir cicatrices. Sin embargo, no aplique a heridas profundas hasta que esté seguro de que no hay infección. Es excepcional para los puntos calientes y las infecciones por hongos. Cuando compre lavanda, asegúrese de que sea de alta calidad y sin aditivos innecesarios. También es seguro para caballos, cabras, ovejas, aves y perros.

Limón: *Citrus limon, Citrus limonum*: El uso de limón es conocido por aclarar la confusión y tiene muchos beneficios útiles. Es un excelente antiséptico, antifúngico, inmunoestimulante, antiviral, antidiabético, antianémico y anticoagulante. También estimula la función pancreática y antiespasmódica para el estómago y descompone el exceso de depósitos óseos. El limón también ha sido útil en el tratamiento de cálculos renales o artritis. En las personas, el limón ayuda a aumentar la confianza "en sí mismo" y otras que también pueden ser útiles con los perros que han sido reubicados o que han cambiado de dueño.

Mandarina (verde): *Citrus reticulata, Citrus nobilis*: Esto no está destilado y es un aceite esencial muy dulce con beneficios muy relajantes. Es excelente para el estrés, la ansiedad o para situaciones de miedo que su cachorro pueda encontrar durante el curso de un día. Evita la mandarina roja, que no es lo mismo;

utilizar verde orgánico mandarinonly. Este aceite se presiona de la cáscara de la fruta.

Dulce mejorana: *Origanum marjorana, Marjorana hortensis, Origanumdubium*: Se ha observado que tiene propiedades antibacterianas, antifúngicas y antisépticas. También puede aliviar la depresión y el dolor nervioso. Estos rasgos lo convierten en una excelente opción para problemas de alergia en la piel.

Mirra: *Commiphora myrrha, Commiphora molmol*: Otro gran antioxidante para el dolor de muelas, la dermatitis, el acné y el control del azúcar. También es seguro para aves, caballos, cabras y ovejas..

Niaouli: *Melaleuca quinquinervia*: Este es un aceite excepcional para su perro con propiedades antibacterianas para ayudar a eliminar las alergias, así como su utilidad para sus elementos antihistamínicos.

Pachuli: *Pogostemon cablin, Pogostemon patchouli*: Puede usar este si su perro ha sufrido un trauma o abuso, y si él / ella también puede ser sensible al contacto humano. Es un aceite de tierra para un perro hiperactivo.

Menta: *Mentha piperita*: La menta es un antiséptico, antiinflamatorio y analgésico. Las vías respiratorias de su perro pueden obstruirse, y esto es un gran activo para esos tiempos, así como para resolver cualquier dolencia digestiva. También es seguro para aves, cabras, caballos y ovejas.

Rosa (búlgaro, damasco): *Rosa damascene*: El aceite de rosa es beneficioso en muchos sentidos, incluido el tratamiento del estrés, el eccema, la depresión y los síntomas de disfunción sexual en los perros. Sus métodos de extracción suelen ser costosos, ya que se necesitan más de 60,000 rosas para crear una onza de aceite esencial.

Sándalo: *Santalum spicatum, Santalum album*: India es donde el sándalo se ha utilizado para ceremonias religiosas durante siglos. El aceite se deriva de los árboles de sándalo maduros incrustados en el aroma sutil, pero abarcador de la madera del aceite. La tensión se aliviará, la sensación de estrés se calmará y la hidratación de la piel mejorará en su perro. Te alegrará saber que sus efectos son duraderos.

Menta verde: *Mentha spicata, Mentha cardiaca, Mentha viridis, Menthacrispa*: Su veterinario puede prestarle apoyo si elige usar aceite de menta para perder peso en su perro. A corto plazo, también puede abordar problemas gastrointestinales como cólicos y diarrea si se diluye en pequeñas cantidades.

Naranja dulce: *Citrus x sinensis*: El aceite de naranja dulce disuade a los insectos y también es un excelente agente desodorizante. Es adecuado para perros con ansiedad y depresión. También puede estimular el apetito de un perro. Si su perro no está comiendo (tal vez debido al estrés o la depresión), la difusión de este aceite antes de las comidas puede ayudar. Ya que este aceite tiene propiedades desodorantes y repelentes de pulgas, también se puede agregar a su champú casero para perros.

Tomillo (quimiotipo linalool): *Thymus vulgaris* ct. linalool: Hay muchos quimiotipos diferentes de aceite esencial de tomillo. El único quimiotipo que es suficientemente suave y seguro para que lo usen los perros es el tomillo ct. linalool. Este aceite de tomillo tiene propiedades para aliviar el dolor y se puede agregar a una mezcla para ayudar a los perros con artritis, reumatismo u otro dolor en las articulaciones. Además, tiene poderosas propiedades antibacterianas, antifúngicas y antivirales. Es una excelente opción para infecciones y otros problemas de la piel..

Valeriana: *Valeriana officinalis*: Si su perro sufre de separación o ansiedad por el ruido, el aceite que calma los nervios puede ser justo lo que necesita.

Vainilla: *Vanilla planifolia, Vanilla fragrans, Vanillatahitensis*: Tu perrito te amará por esto ya que aumenta la confianza y es una excelente opción para un entrenamiento. Funciona bien si su perro tiene un comportamiento negativo repetitivo o ansiedad de separación.

Vetiver: *Vetiveria zizanoides, Phalaris zizanoides Andropogon muricatus, Chrysopogon zizanoides, Andropogonzizanoides*: Si su perro le teme a los ruidos fuertes, el aceite de vetiver puede ayudar a disminuir el factor de estrés.

Milenrama: *Achillea Millefolium*: Comprar la milenrama azul profundo es un antiinflamatorio mejor que la versión verde o azul pálido. La milenrama es un aceite protector para heridas, picaduras, mordeduras, alergias y picazón en la piel. También se puede usar para detener el sangrado (como el que obtendría al cortarle las uñas de los pies a su cachorro), como un antiinflamatorio para la artritis, esguinces y tirones, infecciones del oído, infecciones renales y traumas físicos o emocionales.

Ylang-Ylang: *Cananga odorata, Cananga odorata genuine*: Los elementos calmantes son beneficiosos para su perro y el aceite es adecuado para todo tipo de piel, incluso piel grasa o inflamada. Deje caer unas gotas en el agua del baño de su perro para un tratamiento eficaz.

Otros aceites para perro

Cajeput: *Melaleuca cajuputi*

Alcaravea: *Carum carvi*

Cardamomo: *Elatteria cardamomu*

Hoja de canela: *Cinnamomum verum, Cinnamomum zeylanicum*

Cistus: *Cistus ladanifer, Cistus ladaniferus*

Citronella: *Cymbopogon winterianus, Cymbopogon nardus*

Coriandro: *Coriandrum sativum*

Ciprés: *Cupressus sempervirens*

Elemi: *Canarium luzonicum, Canarium vulgare*

Pomelo: *Citrus paradise*

Hierba de limón: *Cymbopogon flexuosus, Andropogon flexuosus, Cymbopogon citratus, Andropogon citratus*

Melissa: *Melissa officinalis*

Neroli: *Citrus x aurantium*

Nuez moscada: *Myristica fragrans, Myristica moschata, Myristica aromatica, Myristica amboinensis*

Opopanax: *Commiphora erythraea, Commiphora guidottii*

Naranja (dulce, sangre): *Citrus sinensis, Citrus aurantium* var. sinensis

Palmarosa: *Cymbopogon martinii, Andropogon martinii* var. martinii,
Cymbopogonmartinii var motia

Petitgrain: *Citrus aurantium*

Plai: *Zingiber cassumunar, Zingiber montanum, Amomum montanum, Zingiber purpureum*

Rosalina: *Melaleuca ericifolia*

Romero: *Rosmarinus officinalis*

Spikenard: *Nardostachys grandiflora*

Mandarina: *Citrus reticulata, Citrus nobilis, Citrus tangeri*

Aceites portadores y proporciones de aceites esenciales

- *El aceite de aguacate tiene la penetración y la excelente capacidad de propagación en la piel hace que los aceites de aguacate sean un aceite portador ideal. Como ha adivinado, se extrae del aguacate que es rico en vitamina A, E y D, lecitina y ácidos grasos esenciales. Ha tratado eficazmente el eccema y la psoriasis en perros. Otra ventaja es que este aceite es inodoro.*

- *El aceite de coco (prensado en frío) es rico en ácido láurico y se considera como un aceite de alta calidad para promover un cabello y una piel saludables. El aceite de coco también se puede agregar a la comida de su perro, pero comience en pequeñas cantidades. Antes de agregar, asegúrese de preguntar a su veterinario. El aceite de coco hace mucho más:*

a. *Mejora la digestión: ayuda a la tos, reduce el mal aliento, la absorción de nutrientes y ayuda con la colitis y el síndrome inflamatorio del intestino.*

b. *Piel y pelaje saludables: el aceite minimiza el olor del perro, reduce las reacciones alérgicas, cura las heridas, elimina el eccema, alivia la picazón, le da brillo a su pelaje y más.*

c. *Es un súper alimento: el aceite de coco es un antifúngico, antibacteriano, antiviral y ayuda en la pérdida de peso. También puede ayudar a prevenir infecciones y enfermedades, aumenta el nivel de energía y mucho más..*

• *El aceite de jojoba también puede prolongar la vida útil del producto de aceite esencial elegido y deja residuos mínimos. Es excelente para condiciones de piel muy grasa o seca. El aceite de jojoba es un poco chiflado y tiene una vida útil más larga que la de muchos otros aceites vegetales. Su textura es una especie de cera líquida extraída de las semillas de jojoba. Es inodoro y excelente para usar con lavanda y menta. Puede ayudar rápidamente a curar la piel inflamada de los perros creados por la psoriasis y el eczema.*

- *El aceite de oliva se usa fácilmente para la mayoría de las preparaciones y funciona mejor con el aceite virgen extra (AOVE) con más minerales y vitaminas.*

- *El aceite de girasol es rico en vitamina E y es una excelente fuente de aceites corporales por su riqueza en ácidos grasos. Es conocido por ser hidratante y calmante, pero también tiene una vida útil corta. Asegúrate de que esté fresco; Consulta las fechas.*

- *El aceite de almendras dulces es inodoro y se absorbe rápidamente. Es excelente para el masaje y también está lleno de proteínas. El aceite ha sido conocido por sus beneficios de penetración, reestructuración e hidratación. Es un súper remedio para la inflamación, la irritación y la picazón provocada por la sequedad. El aceite se extrae de las nueces que son ricas en minerales, proteínas, vitaminas y ácidos grasos monoinsaturados y poliinsaturados..*

Cualquiera de los aceites vegetales, de semillas o de nueces que se usan regularmente para cocinar o preparar alimentos pueden usarse como aceite portador. Sin embargo, asegúrese de buscar aceites sin procesar, incluidos aquellos marcados como orgánicos o prensados en frío. No use los aceites de la tienda regular que pueden contener residuos de petróleo y solventes altamente refinados. Los aceites no procesados también son los más ricos en proteínas, minerales y vitaminas que ayudan a nutrir la piel.

Otros aceites portadores

El aceite de árnica funciona bien para los moretones y la inflamación, pero debe evitarse en la piel quebrada.

El aceite de caléndula es un humectante y curador fabuloso como aceite corporal para la piel seca o dañada.

El aceite de canola tiene una larga vida útil. También es ligero e inodoro que se absorbe fácilmente.

El aceite de ricino es un poco más pesado que algunos aceites, por lo que es una excelente opción como crema hidratante.

El aceite de maíz está cargado de minerales y vitaminas y se utiliza como aceite de peso medio.

El aceite de onagra es un antioxidante que prolongará la vida útil del producto.

El aceite de uva no tiene un olor fuerte y se seca rápidamente debido a su alto contenido de ácido linoleico.

El aceite de avellana está cargado de minerales, proteínas y vitaminas.

El aceite de cacahuete es rico en proteínas y vitaminas y es uno de los aceites de aromaterapia más básicos.

El aceite de cártamo es un aceite de peso ligero a medio para suavizar la piel.

El aceite de sésamo tiene un factor SPF de 4 y está cargado de minerales, proteínas y vitamina E, lo que lo convierte en un excelente curador para muchas afecciones de la piel.
El aceite de soja es rico en vitamina E.

El aceite de hierba de San Juan es excelente para las inflamaciones de las articulaciones y los músculos.

La vitamina EOilalso también prolonga la vida útil de otros aceites portadores.

El aceite de nuez se absorbe fácilmente con un peso medio y es adecuado para el sistema nervioso.

El aceite de germen de trigo es bueno para quemaduras y cicatrices curativas.

¡Esta lista debería mantenerte ocupado por un tiempo!

Consejos de compras para los aceites portadores

Busque aceites portadores de calidad superior cuando ordene y compre sus aceites. Puedes comprarlos en tiendas de alimentos saludables, pero son un poco más caros. Compruebe si hay polvo persistente en las botellas, lo cual es una pista directa de que el aceite puede no estar fresco. Considere utilizar proveedores / minoristas que se especialicen en aromaterapia o cuidado natural de la piel. Revise las etiquetas de los aditivos u otros aceites que se pueden incluir en la botella.

Estos son algunos de esos procesos:

Duracion: Como se mencionó, la vida del aceite elegido varía para cada tipo. Es por eso que es vital tener una lista lista antes de comprar los ingredientes, incluida la vitamina E, que es un antioxidante.

Nutrientes: Muchos de los aceites contienen vitaminas y minerales solubles en grasa. La vitamina E, que actúa como un antioxidante, prolongará la vida del aceite.

El método de procesamiento: Ordene aceites que estén comprimidos en frío, lo cual es una indicación de que el aceite se procesó sin aplicar calor excesivo, ya que se derivó de las porciones grasas de plantas particulares. La alta temperatura podría dañar los nutrientes en el aceite portador.

Aceites orgánicos portadores: Al igual que con cualquier producto natural, el costo es un poco más alto que el de otros, pero debe estar certificado.

Considerar la absorción o sensación del aceite: El aceite portador debe penetrar completa y rápidamente en la piel. No habrá un residuo pegajoso o aceitoso después de su aplicación. Prueba unas gotas en tu mano.

El color: No se preocupe cuando se trata de la selección de un aceite según el color. La única consideración que enfrentará es cuando se utilizan recetas más complejas cuando el color importa. ¡Para tu mascota, no importa!

Expectativas del aroma: Debe considerar un aceite portador que no compita o no entre en conflicto con el aceite esencial de elección.

El precio: Como se mencionó, la calidad es primordial ya que está preparando esto para su perro. Su mascota no puede decir cómo se siente cuando aplica los medicamentos. También puede encontrar un lugar donde puede comprar los aceites deseados con descuentos especiales u otras promociones.

Información importante sobre la botella: Buscar información relevante sobre los aceites. Encontrará esto en un folleto, en el sitio web de la tienda o impreso en la etiqueta de la botella. Tenga en cuenta que la mayoría de los aceites enumerados también tienen la información. Esta es una lista de los artículos:

- El nombre común del aceite.
- Nombre latino del aceite
- Cómo se extrajo el aceite.
- País de origen
- Método de cultivo (por ejemplo, cultivado, orgánico, de recolección silvestre, etc.) Las palabras "aceite esencial puro 100%" deben estar en la etiqueta.

Cómo almacenar los aceites portadores

El almacenamiento adecuado es vital para la seguridad e integridad de los aceites si planea usar los mismos productos durante un período prolongado. Necesitas protegerlos de volverse rancios. Guárdelos usando tapas herméticas y en botellas de vidrio de color oscuro. Colóquelos en un área fría y poco iluminada.

Los aceites portadores generalmente se envasan en botellas de plástico; No siempre es de baja calidad, sino una forma económica de producir los aceites. Simplemente ahorra a los fabricantes el gasto adicional de envío del vidrio. De cualquier manera es aceptable para almacenar aceites portadores, a diferencia de los aceites esenciales, que deben estar en un recipiente de vidrio. Puede almacenar la mayoría de los aceites portadores en la nevera para aumentar la vida útil de algunos de los aceites frágiles.

Peligros de la rancidez

La vida útil de la mayoría del aceite portador es de 0 a 15 meses, según el tipo de aceite y la forma en que se haya almacenado. El aceite de borraja, el aceite de zanahoria y la onagra tienen una vida útil de 10 a 12 meses, mientras que la semilla de uva durará solo de 6 a 9 meses. Los aceites portadores tienden a volverse rancios rápidamente si no se almacenan adecuadamente. Podría tomar hasta un año para que eso ocurra, y lo más probable es que si eres un ávido usuario de aceite esencial, se habrá ido antes de esa fecha. Los aceites esenciales no se ponen rancios.

Capítulo 2: Preparación y administración de tratamientos para mascotas

Se necesita aceite esencial para señales y qué método aplicar

Su perro le informará cuándo es el momento de ir a comprar aceites esenciales. Es posible que hayas notado un poco de lamer, oler y cavar localmente. Tienes que decidir cómo administrar los aceites. Estas son algunas de las formas:

- *Oralmente: la mayoría de los perros prefieren que los aceites se administren por vía oral si sufren un problema físico o si no están muy arraigados. Asegúrese de que el aceite sea 100% puro y de grado terapéutico. Si su perro ingiere el aceite, solo administre una gota y colóquelo en una cápsula de gel vacía en la comida si no objeta.*

- *También puede tomar un palillo de dientes limpio y sumergirlo en el aceite. Use eso para mezclar el aceite en la comida. Se adherirá rápidamente a la dieta elegida en cantidades que su perro pueda manejar fácilmente.*

- *Aplicación tópica: su perro puede ser más exigente y usar un estampado de los pies o frotar su cuerpo para indicar los puntos problemáticos. Solo agregue una pequeña cantidad al área que su perro mostró en forma similar a su perro / perro o aplíquela en las almohadillas / dedos de los pies, las orejas y en la columna vertebral (sin la cara).*

- *Inhalación: a menudo puede poner a un perro en un sueño profundo, ya que esencialmente envía los aceites directamente al cerebro. Los profesionales afirman que muchos perros tratados aclaran problemas emocionales con solo una sesión. Intente agregar una gota de aceite en la cama o en el collar, o agréguelo a una botella y rocíe el pelaje del perro. También puede agregar unas gotas a la palma de la mano y dejar que su perro inhale su aroma.*

Es posible que algunos aceites esenciales no causen un efecto inmediato y pueden tardar años en acumularse hasta niveles que podrían dañar a su perro. Por eso es vital saber cuáles no están permitidas. Tienes que estar seguro de que el aceite es puro. Estas son algunas de las formas de entender con seguridad:

- La etiqueta de la botella debe indicar explícitamente que es 100% aceite puro. Si el contenido está diluido, se anotará en la botella.

- A pesar de que se llaman "aceite", no significa que sean aceitosos al tacto. Pruébelo frotando una gota entre su índice y el pulgar. Los aceites esenciales deben absorber directamente en su piel y no permanecer en la superficie.

- No escatime en el precio porque un poco va un largo camino. Estás pagando por su calidad, no por su cantidad.

Primeros pasos vitales para la administración de aceites esenciales

- Elija el aceite mejor elegido para tratar las dolencias de su perro.
- Deje que su perro huela cada una de las botellas con la tapa puesta y sin diluir.
- Preste mucha atención a la reacción de su perro al contenido de la botella.
- Es vital que su perro acepte o rechace los aceites que ha elegido.

Administrar de manera segura los aceites esenciales

La naturaleza proporciona a los animales salvajes los minerales necesarios al comer plantas. Probablemente has notado a tu perro pastando; es un instinto, que se conoce científicamente como "farmacología de zoológico". A medida que permite que su mascota huela, está dejando que ese control para que él / ella decida qué le proporcionará la mayor comodidad y reducirá los elementos de estrés.

Proporcione de 4 a 5 nuevos aromas para una "prueba de detección" para determinar cuál es la elección de su mascota, pero no deje que su perro se vaya con la botella. ¡Podrás decir porque el perro reaccionará!

Entender la responsabilidad

Para la primera fase de la introducción, debe estar atento a su perro y comprender qué dirección quiere que siga su mascota. Cuando ofrezca el olor del aceite a su perro, observe las respuestas. Para empezar, deje que su perro vea la botella que descansa en su palma.

Cuando su perro lo mira, si él / ella comienza a mover la cola o sorbe la lengua, ¡usted es un éxito! Sin embargo, si su perro se aleja con la cabeza baja, eso es un rechazo. Solo tenga paciencia, si su mascota se queda en la habitación, es el momento de preparar la receta. Ahora es el momento de diluir el aceite.

Cómo diluir el aceite

El proceso es relativamente simple una vez que su perro ha indicado qué aceite usar. Use de 1 a 3 gotas en una cucharadita de aceite vegetal prensado en frío, como aceite de oliva o girasol. Ofrezca los aceites especiales por separado y escuche la respuesta del paciente. Ofrezca el aceite una o dos veces al día hasta que su perro no parezca quererlo más. Puedes cambiar los aceites diariamente de acuerdo a las respuestas. Si el interés es máximo, intente dispensarlo dos veces al día o una vez si hay un desinterés. No debería tomar más de tres días a una semana para ver un cambio notable en los problemas.

Una palabra de precaución: Utilice siempre aceites esenciales de la mejor calidad y nunca olvide diluirlos. La mayoría de las empresas más pequeñas atenderán a aromaterapistas profesionales. ¡No abuses de los aceites! Podrían causar irritación de la piel o insuficiencia hepática.

Capítulo 3: Recetas maravillosas de aceites esenciales para mimar a tu perro

Este capítulo está dedicado a las opciones de tratamiento médicamente efectivas para su perro. Experimente para descubrir una cura para los problemas de su perro con una o una combinación de las técnicas. Una vez más, obtenga una opinión profesional, en caso de duda. Las recetas están preparadas exclusivamente para perros (no caballos, gatos, etc.).

Combatir los problemas de la piel

Con los perros, las afecciones de la piel se pueden prevenir, pero a veces los problemas generales pueden provocar infecciones más graves, erupciones y alergias. Este segmento le proporcionará algunas de las opciones que puede utilizar para problemas específicos.

- **Eczema**: La dermatitis es el enrojecimiento y la picazón de la piel de su cachorro. Puede comenzar a notar la pérdida de piel y las infecciones de la piel a medida que avanza el aseczema. Helichrysum es el número uno para la cura, pero también puede usar lavanda, pachulí y geranio..

- **Picazón y erupciones**: Su perro podría haber reaccionado a las pulgas, a un champú para perros en particular, o a muchas otras razones. En cualquier caso, la lavanda y el aceite de menta son un tratamiento excelente. Simplemente, aplicarlo al área infectada..

- **Cicatrización**: Si su perro se lesionó por rascarse, podría eliminar algunas de las cicatrices. Elija incienso, rosa, geranio y lavanda para el alivio de las cicatrices.

- **Impétigo**: Los perros más jóvenes son más propensos a infectarse con impétigo, que es una condición bacteriana de la piel que causa protuberancias en la piel del perro. No es acné, pero está lleno de líquidos que son vulnerables a las rupturas. La molestia o el dolor pueden tratarse eficazmente con aceite de geranio y lavanda..

- **Sarna**: Los ácaros son los culpables que pueden adherirse a los folículos pilosos y la piel del perro para crear una infección de piel leve a grave. Puedes creer que es solo un grupo de minúsculos bultos que pican. Sin embargo, puede aplicar aceite de menta para aliviar los síntomas..

Combatir enfermedades particulares

Afortunadamente, para su perro, ahora tiene un plan para tratar algunos de sus problemas con aceites esenciales. Estos son sólo algunos de ellos:

- **Diarrea**: Su perro puede tener problemas con los alimentos, infecciones, estrés o diarrea, incluyendo parásitos intestinales. Los síntomas se hacen evidentes con un líquido / heces sueltas. Pruebe el aceite de menta como un remedio natural permitiéndole inhalarlo. No aplique tópicamente.

- **Vómitos**: Muchos elementos pueden hacer que tu perro vomite. Puede ser causado por parásitos intestinales, envenenamiento, insolación o incluso insuficiencia renal. Esté atento a los signos de agitación abdominal y babeo provocados por las náuseas. Incluya aceites de lavanda, jengibre, estragón y nuez moscada para las náuseas. Para los vómitos, use aceites de nuez moscada, menta, lavanda y pachulí para obtener los mejores resultados.

- **Enfermedad de movimiento y náuseas**: Solucione los problemas de su mascota con menta, manzanilla o hinojo dulce.

- **Infecciones del oido**: Ya sea que se trate de ácaros del oído, alergias o problemas bacterianos, debe estar atento a los síntomas. Tenga en cuenta cualquier temblor, inclinación de la cabeza, falta de equilibrio, rascado vigoroso, hinchazón de las orejas, enrojecimiento del canal auditivo, olores fuertes en el oído o enrojecimiento en el conducto auditivo. Limpie el oído rápidamente para ayudar a eliminar las infecciones usando bergamota, melosa y aceites de lavanda. Asegúrese de diluir usando uno de los aceites vegetales. Use hisopos de algodón para limpiar las orejas.

- **Tos y otros problemas respiratorios**: Intente usar aceite de eucalipto, mirra, pino o tomillo para estos problemas para obtener los mejores resultados.

Combatir problemas de comportamiento

Los problemas de comportamiento pueden presentarse en forma de estrés real para su perro, lo que puede causar depresión, miedo o ansiedad. Puede notar que su perro amado comienza a mostrar signos de agresión como aullidos o ladridos. Intente usar aceites de naranja dulce, jazmín y romero para mejorar la actitud de su perro. Experimente con aceite de valeriana y aceite de manzanilla romana usando inhalación de vapores.

Recetas de remedios caseros para su perro

Producto 1: Champú para perros

Producto 2: Champú Piel Seca

Producto 3: Remedios Anti-picadas

Producto 4: Control de pulgas

Producto 5: Desodorante para perros.

Producto 6: Spray calmante

Producto 7: limpiador de orejas para tu perro

Producto 8: Aceites de agua de baño.

Producto 9: Cuidado del perro envejecido

Producto 10: Crema Antibiótica De Aceite De Coco

Producto 11: Aceite de coco bálsamo

Producto 12: Alivio de la artritis para el perro.

Producto 13: Spray de hiperactividad para perros

Producto 14: Spray de enfermedad de movimiento

Producto 15: Panza trastornada

Producto 16: Alivio de la infección sinusal.

Product 1: Champú para perros

Opción 1

Uso especifico: Tener un perro de buen olor.

Que necesitas:

- Agua - 350 ml o 1.5 taza
- Jabón de Castilla - 1 cucharada
- Aceite esencial de lavanda - 2 gotas.
- Aceite esencial de menta - 2 gotas
- Aceite esencial de romero - 2 gotas.
- Aceite esencial de eucalipto - 2 gotas
- Botella.

Como usar:

1. Combine todos los componentes en un frasco antes de agregarlos al recipiente de champú.
2. Asegúrese de agitar el contenido antes de usarlo cada vez que bañe a su perro.
3. Repostar el perro de la cabeza a la cola. Enjuague bien.

Opción 2

Que necesitas:

- Jabonera liquida - 1 taza
- Vinagre blanco - 1 taza
- Aceite esencial de lavanda - 2 gotas.
- Agua tibia - .5 taza.

Como usar:

1. Combine todos los componentes y manténgalos en una botella de agua.
2. Masajear en la piel y dejar reposar unos minutos.
3. Enjuague y seque a su cachorro como lo hace habitualmente..

Opción 3

Que necesitas:

- Aceite de lavanda - 3 gotas
- Aceite de menta - 3 gotas
- Aceite de romero - 2 gotas
- Aceite de eucalipto - 3 gotas
- Agua - 250 ml.

Como usar:

1. Mezcla todos los ingredientes del aceite esencial en un frasco.
2. Mezclar con agua y agitar bien la botella.
3. Lave a su perro. Asegúrese de enjuagar bien y de secarlo con una toalla.

Producto 2: Champú Piel Seca

Uso especifico: Problemas de pulgas y garrapatas y piel seca.

Que necesitas:

- Agua - 1 taza
- Jabón de Castilla - 1 cucharadita.
- El aceite de vitamina E - .25 cucharadita.
- Aceite de manzanilla romana - 2 gotas
- Aceite de menta - 3 gotas
- Aceite de purificación - 2 gotas.
- Aceite de lavanda - 3 gotas
- Aceite de madera de cedro - 1 gota
- Opcional para las pulgas: aceite de citronella - 2 gotas..

Como usar:

1. Combina todos los componentes en un frasco de vidrio. Mezclar bien, y el champú está listo.
2. Puede ser ligeramente acuoso, pero es suave y efectivo. Como un champú contra las pulgas, simplemente agregue el aceite de citronela.

Producto 3: Remedios Anti picadas

Opción 1: Las picadas en su perro desaparecen

Uso especifico: Perros con manchas de picazón: eficaces para disminuir la picazón y el enrojecimiento

Que necesitas:

- Aceite portador (jojoba o oliva) - 5 oz.

- Aceite de lavanda - 5 gotas

- Aceite de vitamina E - 3 gotas

- Aceite de manzanilla romana - 5 gotas

- Opcional: aceite de árbol de té o aceite de incienso - 2-3 gotas

- También se necesita: 1 gotero de vidrio.

Como usar:

1. Combine todas las fijaciones en la botella. Agitar bien.

2. Aplique 2-3 gotas en los puntos según sea necesario para ayudar a eliminar los episodios de picazón.

3. También se pueden usar para reducir los parches secos en la piel del perro.

Opción 2: Crema anti-picor de aceite de coco

Que necesitas:

- Aceite esencial de lavanda - 10 gotas.
- Aceite de coco orgánico extravirginoso
- Aceite esencial de limón - 2 gotas
- 1 botella de vidrio

Como usar:

1. Añadir el aceite de coco derretido en una pequeña botella de vidrio.
2. Combinar con los aceites esenciales. Agitar bien.
3. En general, una aplicación que utilice un masaje tópico será suficiente. Sin embargo, es lo suficientemente suave para usar según sea necesario.

Producto 4: Control de pulgas

Opción 1
Uso específico: para collares

Dos de los aceites más comunes utilizados para las pulgas son el cedro y el aceite de lavanda.

Que necesitas:

- Agua - 1-3 cucharadas.

- Lavanda o aceite de cedro - 3-5 gotas

- Collar de perro o pañuelo

- Cuentagotas.

Como usar:

1. Use el agua para diluir el aceite y aplique 5-10 gotas de la solución al collar del perro.
2. Vuelva a aplicar el aceite una vez por semana.

Opción 2
Uso especifico: Pulgas alrededor de la cola

Que necesitas:

- Aceite de cedro o lavanda - 1-2 gotas

- Aceite de oliva - 1 cucharada.

Como usar:

1. Agita bien la botella y colócala en la base de la cola del perro.

Opción 3

Uso específico: spray para pulgas

Que necesitas:

- Vinagre de sidra blanco o de manzana - 1 taza o 50/50 combo

- Agua dulce - 1 cuarto

- Aceite de lavanda o aceite de cedro - 2-3 gotas

- Botella de spray.

Como usar:

1. Combine todos los componentes en la botella de spray y agite bien.

2. Rocíe al perro con el spray, evitando la nariz, las orejas y los ojos.

3. Asegúrese de tomar un paño con la mezcla y aplicar detrás de las orejas y alrededor de toda el área del cuello.

4. Rocíe la ropa de cama de la mascota durante el proceso.

Producto 5: Desodorante para perros.

Uso especifico: ¡Ayuda a hacer que tu perro huela fenomenal!

Que necesitas:

- Botella de spray
- Aceite de menta - 6 gotas
- Aceite de lavanda - 10 gotas
- Aceite de naranja dulce - 6 gotas
- Aceite de eucalipto - 3 gotas
- Agua purificada - 8 oz.

Como usar:

1. Mezclar todos los aceites y el agua y agitar bien.

2. Asegúrese de cubrir la cara y los ojos de su perro.

3. Rocíe la capa a fondo para eliminar los olores del "perro malo".

4. Consejo: ¡Tenga esto a mano para los aromas de perro de lluvia! Rocíe la casa con el spray casero casero (vea la receta).

Producto 6: Spray calmante

Uso especifico: Si a tu perro le cuesta acomodarse, ¡prueba un poco de este spray!

Que necesitas:

- Agua - 1.5 tazas

- Aceite esencial de manzanilla romana - 5-10 gotas

- Aceite esencial de lavanda - 5-10 gotas

- Botella de spray.

Como usar:

1. Mezclar todos los ingredientes a fondo.

2. Verter en la botella y agitar el contenido antes de usar.

3. Rocíe una nebulización sobre el perro según sea necesario.

Producto 7: limpiador de orejas para tu perro

Uso especifico: Mejora la salud del oído de tu perro

Que necesitas:

* Aceite de geranio - 5 gotas

* Aceite de lavanda - 5 gotas

* Aceite de melaleuca - 5 gotas

* Aceite de coco - 1 cucharada.

Como usar:

1. Combina todos los ingredientes.

2. Limpia las orejas de tu perro con un limpiador natural.

3. Use suavemente un Q-tip para colocar la mezcla en los oídos, asegurándose de no sumergirla más de lo que puede ver la punta.

4. Limpiar con la mezcla de aceite dos veces al día hasta que se aclare.

Producto 8: Aceites de agua de baño.

Agregue el aceite esencial elegido al agua y dispersarlo uniformemente antes de que su perro salte en la mezcla. Las moléculas aromáticas en el aceite pueden penetrar las pieles de su perro a medida que él / ella frena los aromas. Estos son algunos de los especiales para un chapoteo rápido:

* **Aceite de lavanda**: Ayuda a la piel irritada y dañada más rápido que los atomizadores de lavanda en aerosol.

* **Aceite de jazmín**: Un excelente aroma edificante para el perro.

* **Aceite de vetiver**: Una gran crema hidratante puede ayudar a hacer milagros.

* **Aceite de rosa**: Eleva el estado de ánimo de tu perro y baja los niveles de ansiedad según sea necesario.

Producto 9: Cuidado del perro envejecido

Uso especifico: Remedio para diferentes dolores y molestias en perros mayores.

Que necesitas:

* Aceite de menta - 3 gotas

* Aceite portador - 3 cucharaditas.

* Aceite de lavanda - 3 gotas

* Aceite de abeto balsámico - 2 gotas

* Aceite de Copaiba - 2 gotas.

Como usar:

1. Combine todos los aceites y mezcle bien.
2. Esto también se puede aplicar como una pomada a la almohadilla de comida de la mascota para una absorción más rápida.

Producto 10: Crema Antibiótica De Aceite De Coco

Uso especifico: Remedio para cualquier zona que necesite una crema curativa especial.

Que necesitas:

- Aceite esencial de orégano - 12 gotas

- Aceite de coco - 4 cucharadas.

Como usar:

1. Derrita el aceite de coco y agréguelo a una botella o frasco de vidrio.

2. Añadir el aceite de naranja y mezclar con una cuchara.

3. Masajea sobre la piel de tu perro..

Producto 11: Bálsamo de aceite de coco

Uso especifico: Remedio para la cura de las patas doloridas.

Que necesitas:

- Cera de abejas natural - 8 cdas.

- Aceite de coco orgánico extravirginoso

- Aceite esencial de oliva - 4 cdas.

- Manteca de karité - 2 cucharadas.

- 2 latas o tarros de almacenamiento

- 1 olla pequeña.

Como usar:

1. Agregue todas las fijaciones a una olla pequeña usando el ajuste de calor bajo en la estufa.
2. Revuelva hasta que se mezcle y se derrita. Verter en los frascos / latas. Dejar enfriar y endurecer la mezcla.
3. Tape y etiquete el bálsamo "Solo para uso externo", para que nadie piense que no es tóxico para el consumo.

4. Un recipiente de boca ancha es mejor para el almacenamiento de manera que pueda frotar la pata de su perro sobre la superficie para la aplicación.

5. Asegúrese de guardar el bálsamo alejado de la luz solar y del calor directo.

Producto 12: Alivio de la artritis para el perro.

Opción 1:

Que necesitas:

- Aceite esencial de jengibre - 8 gotas.

- Almendra dulce o aceite portador de jojoba - 4 oz.

- Aceite esencial de lavanda - 6 gotas.

- Aceite esencial de limón - 8 gotas.

Como usar:

1. Aplica tópicamente colocando las gotas en tus manos.

2. Masajea las articulaciones doloridas de tu perro.

3. Añadir 2-3 gotas dentro de las puntas de las orejas del perro.

Opción 2:

Que necesitas:

- Aceite esencial de valeriana - 7 gotas

- Aceite de jojoba o almendras dulces - 4 oz. o 120 ml

- Aceite esencial de Helichrysum - 8 gotas.

- Aceite esencial de jengibre - 5 gotas.

- Aceite esencial de menta - 4 gotas.

Como usar:

1. Aplique el medicamento de manera tópica en su perro frotando 2-3 gotas de aceite en sus manos.
2. Masajea la articulación dolorosa o dolorida de tu perro.
3. Añadir un par de gotas dentro de las puntas de las orejas.

Producto 13: Spray de hiperactividad para perros

Que necesitas:

* Aceite portador de jojoba, oliva o almendras dulces - 4 oz.

* Aceite de bergamota - 3 gotas

* Aceite de lavanda - 6 gotas

* Aceite de manzanilla romana - 5 gotas

* Aceite de valeriana - 6 gotas

* Aceite de mejorana dulce - 4 gotas.

Como usar:

1. Puedes utilizar este tópico o aromáticamente.

2. Rocíe la mezcla sobre el pelaje de su perro todos los días, asegurándose de evitar el área de la cara.

3. Además, rocíe el contenido sobre la cama y alrededor de las puertas para eliminar la invasión de plagas.

Producto 14: Spray de enfermedad de movimiento

Que necesitas:

* Aceite de menta - 10 gotas

* Aceite de jengibre - 14 gotas

* Aceite de almendras dulces, jojoba o aceite de oliva - 120 ml
  o 4 oz.

Como usar:

1. Puedes aplicarlo a tu perro de forma aromática o tópica.
2. Evite los ojos y rocíe debajo de la axila, la barriga y la punta
   de las orejas.

Producto 15: Panza trastornada

Que necesitas:

- Aceite esencial de menta - 2-3 gotas

- Aceite de coco o aceite de oliva - 5-6 gotas

Como usar:

Mezcla todos los componentes y aplica la mezcla al estómago de tu perro.

Producto 16: Alivio de la infección sinusal

Que necesitas:

- Aceite de almendras dulces - 15 ml

- Ravensare aceite esencial - 5 gotas

- Aceite esencial de eucalipto - 5 gotas

- Aceite esencial de mirra - 5 gotas

Como usar:

1. Mezclar todas las fijaciones a fondo.

2. Aplique tópicamente aplicando unas gotas sobre el pecho y el cuello del perro.

Capítulo 4: Precauciones al usar aceites esenciales

Como se mencionó, algunos aceites están bien para caballos y perros, mientras que los animales más pequeños, incluidos los conejos y las aves, no pueden tolerar principalmente debido a los cuerpos más pequeños. Por favor, reconozca todos los productos listados en este segmento, comenzando con el "quizás" no favorito árbol de té:

Árbol de té: *Melaleuca alternifolia*: Se ha proporcionado documentación que indica que el aceite de árbol de té podría tener más efectos dañinos que beneficios para su perro. Siga las instrucciones proporcionadas por un veterinario (no rumores) si decide usar el aceite. Si no está seguro, debe solicitar otra forma de tratamiento. Si decide iniciar el procedimiento, recuerde que los aceites esenciales siempre deben diluirse.

Wintergreen: *Gaultheria procumbens*: El aceite se deriva del aceite de mora de té del este de gaulteria que contiene aspirina (salicilatos de metilo). Para los humanos, generalmente se usa tópicamente para el dolor, incluidos los músculos adoloridos. Sin embargo, los perros pueden mostrar signos de "toxicidad por aspirina" que pueden aparecer con episodios de vómitos debido a un trastorno gastrointestinal grave. Si su perro se vuelve "tóxico", busque ayuda veterinaria para recibir apoyo.

Pennyroyal europeo: *Mentha pulegium*: Esta vieja receta de medicina popular, también conocida como la menta de grava, se usa como repelente de insectos. La toxicidad con poleo puede causar insuficiencia hepática o necrosis hepática. Los síntomas pueden consistir en diarrea o vómitos que pueden ser indicios de los efectos mortales del envenenamiento.

Pino: Estos se derivan del pino silvestre (Pinus sylvestris) ubicado en Europa. Los aceites de pino se incorporan en productos de limpieza como desinfectante y desodorizante. Los beneficios promocionados del aceite de pino incluyen su capacidad para ayudar con la sensibilidad y el dolor en las articulaciones adoloridas, ayuda a disminuir la hinchazón, aumentar la circulación y los músculos. Desafortunadamente, en los perros, con exposición dérmica u oral puede haber irritación gastrointestinal, debilidad, babeo y vómitos que pueden ser sangrientos. La atención de emergencia es probablemente necesaria si estos signos están presentes.

Otros aceites para nunca usar en tu perro

Anís (Pimpinella anisum)

Abedul (Betula)

Almendra Amarga (Prunus dulcis)

Boldo (Peumus boldus)

Calamus (acorus calamus)

Alcanfor (Cinnamomum camphora)

Casia (cassia fistula)

Chenopodium (álbum de Chenopodium)

Clavos (Syzygium aromaticum)

Ajo (Allium sativum)

Pata de ganso (Chenopodium murale)

Rábano picante (Armoracia rusticana)

Hyssop (Hyssopus sp. Con la excepción de Decumbens)

Enebro (Juniperus sp. Con la excepción de baya de enebro)

Artemisa (Artemisia vulgaris)

Mostaza (Brassica juncea)

Tomillo Rojo o Blanco (Thymus vulgaris)

Ruda (Ruta graveolens)

Santolina (Santolina chamaecyparissus)

Sasafrás (Sassafras albidum)

Savory (Satureja)

Tansy (Tanacetum vulgare)

Terebinto (Pistacia palaestina)

Thuja (Thuja occidentalis)

Ajenjo (Artemisia absinthium)

Qué hacer si se sospecha de envenenamiento
Recuerda lo basico:

* No agregue los aceites esenciales al agua potable o la comida de su perro a menos que esté diluido (a menos que el veterinario lo haya aprobado).
* Use hidrosoles con cachorros de menos de diez semanas de edad, no aceites esenciales.

Dado que la viscosidad de los aceites y la neumonía por aspiración son un factor de riesgo si los perros ingieren el aceite y se lo meten en los pulmones, la irritación puede causar problemas en el tracto gastrointestinal. Hará que el aceite sea aspirado cuando se vomite. Se necesita atención veterinaria inmediata con la mayoría de estas exposiciones.

Sea un dueño de perros fabuloso y aprenda que la prevención es la mejor medicina para limitar la toxicidad de los aceites esenciales. Una vez más, es altamente recomendable hablar sobre el uso de aceites esenciales con su veterinario antes de usar. Si no tienen experiencia con los aceites esenciales, deberían poder referirlo a alguien en la profesión veterinaria que pueda brindarle la información necesaria para el uso seguro de los aceites esenciales.

Recuerde, los accidentes ocurren, así que mantenga la línea directa del Centro de Control de Envenenamientos de Animales de ASPCA en un bloc de notas donde se pueda ubicar fácilmente. Llame en cualquier momento al 888-426-4435.

Puntos de control y consejos de seguridad

Algunos perros son más sensibles que otros, por lo que al juntar los aceites, asegúrese de evitar los siguientes químicos:

- Cloruro de benzalconio
- Cloruro de bencetonio
- Dioxinas
- Diaminobenceno
- Meticona
- Dietanolamina
- Vaselina
- Propilenglicol
- Laurilsulfato sódico
- Hidróxido de sodio.

Cómo reaccionar si su perro es alérgico a un aceite esencial

Lave el aceite si lo aplicó tópicamente.

* Asegúrese de que no vuelvan a entrar en contacto con el aceite.

* Descontinúe el uso del aceite al que son alérgicos.

* Llévalos al veterinario si es necesario..

Consejos de seguridad para el uso de aceites esenciales en sus perros

* Comience por usar aceites esenciales que están altamente diluidos en los perros.

* Evite el contacto con el hocico, los ojos, las glándulas anales y los genitales.

* Nunca exponga a un perro a una forma no diluida de ningún aceite esencial.

* Consulte con su veterinario antes de dar internamente para revisar los posibles efectos secundarios.

* Evite dar aceites internamente si está preocupado por la potencia. Debe estar seguro de la cantidad exacta que se necesita de acuerdo con el peso de su perro.

- Manténgase alejado de los aceites a los que los perros son más sensibles.

Cómo quitar el aceite si causa una sensación de quemadura

La piel de su perro puede ser demasiado sensible para algunos de los aceites que elige aplicar. Trate de no entrar en pánico. No use agua y jabón para intentar lavarlo porque eso solo hará que los aceites se propaguen. En su lugar, aplique generosamente un poco de aceite vegetal para diluir la sobredosis de aceite esencial. Casi inmediatamente, una vez que los aceites se mezclan, se elimina la incomodidad. Aplicar tanto como sea necesario.

Recuerde la lógica de todo: con los perros y los aceites esenciales, en general, "menos es más". Recuerde que no puede usar las cantidades de aplicación humana con perros o cualquier otro animal.

Capítulo 5: Tiempo de limpieza para su perro

Una vez, tenga la habilidad de hacer aceites para su perro, por qué no ir a lo "natural" y preparar algunos productos de limpieza que sean más seguros para sus espacios de vida.

Limpiador de uso múltiple o limpiador de ventanas

Limpiador de hogar de limón

Depurador de inodoro natural

La aspiradora

Sprayes para aromatizantes de aromas deliciosos

Ambientadores de gel

Limpiador de uso múltiple o limpiador de ventanas

A los perros les encanta oler, ¡y las ventanas no son una excepción!

Que necesitas:

- Agua y vinagre de sidra blanco o de manzana. Partes iguales.

- Aceite esencial de naranja o limón - 10-15 gotas

- 1 botella de spray.

Como usar:

1. Combine los productos en una botella de spray.

2. Agítelo bien y úselo para eliminar la suciedad o simplemente para hacer brillar las ventanas..

Limpiador de limón para el hogar

Que necesitas:

* Agua - 8 oz.
* Vinagre blanco destilado - 4 oz.
* Aceite de árbol de té - 15 gotas
* Aceite esencial de limón - 15 gotas.
* También se necesita: botella de spray de limpieza de vidrio.

Como usar:

1. Llenar la botella con todos los ingredientes y mezclar.
2. Agite el contenido antes de cada spray de limpieza.
3. Sugerencia: Es recomendable utilizar un recipiente de vidrio cuando sea posible. Los aceites esenciales de cítricos son altamente concentrados y tienen propiedades ácidas. A veces, es mejor almacenar los productos en vidrio por este motivo..

Depurador de inodoro natural

No importa cuántas veces, cierras la tapa de la taza del inodoro, tu perro encontrará una manera de beber. Prueba estas combinaciones:

Que necesitas:

* Vinagre - 1 taza

* Bórax - .75 taza

* Aceite esencial de árbol de té - .5 cucharadita.

* Aceite esencial de limón - 5 gotas..

Como usar:

1. Combine todos los ingredientes en un recipiente de vidrio mediano.
2. Use .25 a .5 taza en la taza del inodoro.
3. Dejar reposar durante varios minutos. Use un cepillo para eliminar las manchas.
4. Para un spray: También puede hacerlo un poco más delgado para usar como spray.
5. Para un exfoliante: agregue .25 taza de bicarbonato de sodio a la mezcla y use guantes para fregar el inodoro.

La aspiradora

Como usar:

1. Agregue de 2 a 3 gotas de su aroma favorito de olor limpio a la bolsa o filtro de su aspiradora.
2. Ten en cuenta que puedes usar el aroma favorito de tu perro. Después de todo, ambos pueden disfrutar de un poco de serenidad.

Aerosoles para ambientar, con deliciosos aromas

Que necesitas:

* Agua filtrada - 6 cucharadas.

* Vodka - 1 cucharada.

* Aceite esencial de elección: cítricos, menta, jazmín o lavanda - 10-40 gotas.

Como usar:

1. Coloque el alcohol y los aceites en una pequeña botella de spray.

2. Agitar bien y añadir el agua.

3. Agita antes de rociar cuando quieras energizarte.

Aquí hay algunas versiones más usando otro método para sprays:

Ropa de lavanda: 2 oz. Tamaño
* *Aceite de hamamelis - 1 cucharadita.*
* *Agua destilada - casi 2 oz.*
* *Aceite de lavanda - 15-20 gotas*
* *Botella de spray oscuro - 2 oz.*

Aumento de energía: 3 oz. Tamaño

- *Aceite de limón - 20 gotas*
- *Aceite de eucalipto - 8 gotas*
- *Aceite de menta - 2 gotas*
- *Aceite de canela - 2 gotas*

Floral fresco: 3 oz. Tamaño

- *Aceite de romero - 6 gotas*
- *Aceite de incienso - 4 gotas*
- *Aceite de enebro - 8 gotas*
- *Aceite de jazmín - 6 gotas*

Cítricos dulces: 3 oz. Tamaño

- *• Aceite de lavanda - 10 gotas*
- *Aceite de naranja dulce - 8 gotas*
- *Aceite de vainilla - 4 gotas*
- *Aceite de bergamota - gotas.*

Como usar:

1. Agregue el aceite de lavanda, el aceite de hamamelis y el agua destilada.
2. Rocíe su ropa de cama y almohadas para un efecto tentador.

Ambientadores de gel

Esto es tan sencillo de preparar. La lavanda y el limón son excelentes para la serenidad (solo prepáralos con la comida favorita de tu perro).

Que necesitas:

- Gelatina Knox - 1 paquete

- Agua - .75 taza

- Vodka - .25 taza

- Aceite esencial de su elección - 15 gotas.

- Colorante alimentario - 1-2 gotas.

Como usar:

1. Hierva el agua en una cacerola pequeña y agregue el paquete de gelatina.

2. Revuelva hasta que se disuelva. Deje que se enfríe a temperatura ambiente.

3. Verter en un frasco pequeño. Agregue los aceites, vodka, colorantes y cualquier elemento decorativo. Revuelva y coloque en el refrigerador hasta que esté listo.

4. Puedes ser creativo agregando decoraciones en el gel. También puede agregar una mecha al fondo del vaso y hacer una vela de gel.

5. Nota: A medida que el aroma se desvanece, puedes agregar algunas gotas más.

Vida útil de productos de aceites esenciales hechos en casa

La mayoría de los aceites esenciales durarán de 1 a 3 años si se almacenan en un frasco o frasco de vidrio. Un color cobalto o ámbar es el mejor.

La vida útil promedio del aceite vegetal es de aproximadamente 6 meses. Sin embargo, tendría que ser refrigerado en un recipiente cerrado. Se recomienda escribir la fecha de compra o preparación en la botella. La vida útil se puede extender a cada artículo, agregue un antioxidante a sus mezclas de aceites esenciales. El aceite de cítricos solo dura de 6 meses a 1 año también.

Evite la contaminación cruzada utilizando un gotero de vidrio separado para cada uno de los aceites. También hará que los aceites se diluyan más si mezcla los aromas accidentalmente. A menos que use el aceite con frecuencia, es mejor almacenarlo con su tapa original. El gotero de goma podría arrugarse si está demasiado apretado o suelto.

Capítulo 6: Especiales para mamá y papá

Ahora, es hora de que tengas momentos especiales con aceites esenciales. Después de un duro día de caminata con tu perro, es hora de relajarte.

Aceites de masaje
Claridad mental edificante: Mezclas de especias cálidas

Para estas mezclas, use almendra, coco o jojoba como el aceite portador.

El aceite de cardamomo se usa para vigorizar la mente y el cuerpo para aliviar la tensión nerviosa.

El aceite de corteza de canela se utiliza como un estimulante potente / natural. También es antimicrobiano y ayuda a promover la salud digestiva. Aplique de 5 a 6 gotas de la base - especias de hierbas secas / calientes.

El aceite de semilla de cilantro calma la inflamación, estimula los sentidos y ayuda en la digestión. Aplique de 3 a 4 gotas de aroma medio, especiado / amaderado / afrutado.

El aceite de naranja dulce muestra un aroma estimulante y limpiador como nota principal: especias afrutadas / cítricas. Aplicar de 14 a 16 gotas para un masaje de lujo.

- **Sensualidad y bienestar emocional: la mezcla de flores cítricas**

Para estas mezclas, use aceite de oliva, uva u oliva como el portador.

El aceite de bergamota eleva tu estado de ánimo y alivia la tensión con 12 a 14 gotas de aceite. El grupo destaca: aromas especiados, florales y cítricos.

El aceite de salvia Sclarea naturalmente elevará su estado de ánimo y aliviará la tensión con el aroma almizclado, floral y amargo-dulce. Use 2 a 3 gotas de aceite para el masaje.

El aceite de toronja es un aceite de nota secundaria: tonos ácidos, frescos y cítricos para promover la desintoxicación y ayudar a mejorar la salud de la piel. Use 2 a 3 gotas de aceite para obtener mejores resultados.

El aceite de jazmín es de la categoría de aceites intensamente florales, cálidos y ricos. Estimularás tus sentidos y calentarás tu cuerpo. Utilice sólo 2 a 3 gotas.

El aceite de vainilla es un excelente potenciador del estado de ánimo. Solo se necesitan de 4 a 5 gotas para la base: floral cremoso, dulce y rico.

Ylang-Ylang es conocido como aceite relajante y que eleva el estado de ánimo con una base dulce, rica y floral. Una mera 2 a 3 gotas trabajarán la magia.

- **Relaja tu mente y cuerpo: Masaje de dulces sueños**

Para estas mezclas, use la semilla de uva como el aceite portador:

La rosa china es la categoría media, con su aceite floral, dulce y picante que agregará profundidad al aroma con solo 2 a 3 gotas.

El aceite de lavanda es la categoría media con sus aromas florales y dulces como un potente desintoxicante. Con 12 a 14 gotas de aceite, recibirá sus características antiinflamatorias para una gran noche de sueño.

El aceite de sándalo tiene bálsamo ligero y notas amaderadas. El sándalo es un descongestionante. Sus características calmantes antiinflamatorias fluyen después de aplicar de 3 a 4 gotas en la piel.

El aceite de valeriana elimina la ansiedad con esta ayuda natural para el sueño de la categoría base de aceite amaderado, almizclado y tibio. Use 6 a 7 gotas para un sueño final.

Aceite de bahía

Una intensa fragancia similar al aceite de clavo está presente con este aceite único. Puede usarlo como aceite de masaje o agregarlo a un vaporizador o quemador. Pequeñas cantidades pueden producir un estimulante, mientras que una cantidad más sustancial de aceite puede crear un efecto sedante. Es util para estos:

Depresión

Que usar:

- Aceite de jojoba - 1 cucharada.

- Aceite de laurel - 2 gotas

- Aceite de pimienta negra - 4 gotas

- Aceite de bergamota - 4 gotas

Relajación

Que usar:

- Aceite de laurel - 10 gotas

- Aceite de clavo - 1 gota

- Aceite de naranja dulce - 2-3 gotas

- Aceite de almendras para el aceite portador.

Reductor de estrés

Un estudio de investigación de 2013 descubrió que inhalar manzanilla, lavanda y neroli es beneficioso para reducir el estrés y la ansiedad.

Que usar:

- Lavanda - 3 gotas

- Mejorana - 3 gotas

- Loción sin perfume - 15 ml..

Como usar:

Mezcla la mezcla para aliviar tus músculos tensos y relajar tu mente tensa.

Como resumen final

Aunque los aceites esenciales son útiles para la curación, son poderosos y también pueden tener una amplia gama de efectos contrarios. Debe asegurarse de medir los aceites de forma segura y precisa. El problema más importante relacionado con el uso de aceites esenciales es que pueden abarcar contaminantes que pueden causar problemas más urgentes. Para este propósito, debe usar solo aceites de grado terapéutico comprados a compañías confiables y confirmar la calidad de los aceites antes de consumirlos o usarlos en su perro.

Tu perro tiene un sensible sentido del olfato. Si a su perro no le gusta el aceite, definitivamente no aplique su uso. Como los animales metabolizan y reaccionan de manera diferente a los aceites esenciales, es fundamental conocer las diferencias específicas de cada especie antes de usar aceites. Las personas que usan aceites en exceso es un problema común.

Para reducir las posibilidades de sensibilidad y toxicidad para los órganos, generalmente debe usar aceite durante no más de dos semanas y luego proporcionar un período de descanso. Bajo ciertas circunstancias, podría usarlos por períodos más prolongados, pero esto es algo mejor para quienes están capacitados en el uso de aceites..

Conclusión

Ahora que ha llegado al final de este libro de aceites esenciales y aromaterapia, espero que tenga una comprensión más amplia de los usos de los aceites esenciales. Los aceites esenciales han existido durante siglos y con tanta información documentada sobre los aceites esenciales, no es de extrañar que esté interesado en aprender más.

Los aceites esenciales se pueden utilizar para muchos fines medicinales y ambientales diferentes. Es por eso que varias culturas han estado usando aceites esenciales desde antes de 1500 a. C.

Este libro es solo una pequeña parte de lo que puede esperar al aprender sobre los aceites esenciales. Hay mucho más que podrías aprender. Al comenzar con este libro, está construyendo una buena base para comenzar a usar los aceites esenciales y ayudar a su familia a estar más saludable.

Los aceites esenciales son una forma maravillosa de utilizar remedios médicos alternativos sin toda la presión que los médicos y los medicamentos añaden a su vida. Muchas personas han descubierto que al utilizar los aceites esenciales, pueden obtener el alivio que necesitaban, pero no pudieron encontrarlo a través de la medicina moderna. Muchos médicos ahora están recurriendo a remedios alternativos para aquellos pacientes que han luchado con la curación. Han visto los beneficios de los aceites esenciales y saben que hay mucho más que aprender sobre los elementos esenciales de las plantas.

Un aromaterapeuta es alguien que utiliza aceites esenciales para ayudar a aliviar y sanar su mente, cuerpo y alma. He incluido suficientes recetas para ayudarlo a comprender con claridad qué tipos de recetas puede hacer con los aceites esenciales. Aunque la mezcla es una técnica, no siempre es necesario mezclar más de un aceite. A veces puede usar solo un aceite que se mezcla con un aceite portador para sus necesidades. Hay algunos aceites que se encuentran en un nivel de concentración más bajo que se puede usar sin un aceite portador.

También espero que esté dedicado a utilizar este libro y todos los materiales que contiene para avanzar en sus esfuerzos para perder peso. Con todas las recetas en este libro, no debería tener ninguna razón para seguir buscando una manera de aumentar los esfuerzos que ha aplicado para bajar de peso y avanzar en la reducción de libras. Estoy seguro de que lo eres.

Si ha encontrado útil este libro, espero que deje un maravilloso comentario para que otros lo encuentren igual de útil.

Conclusión de la sección canina

Espero que hayas disfrutado aprendiendo sobre cómo usar los aceites esenciales para perros. Esperemos que haya sido informativo y te haya brindado toda la información que necesitas para lograr tus objetivos trabajando con tu perro para la relajación y una mejor salud.

El siguiente paso es decidir cuál de los aceites será el más beneficioso para su amado perro. Los aceites esenciales tienen muchos beneficios para los perros, ¡y son realmente notables! Ahora tiene toda la información para brindar una vida mucho más feliz a su perro, y ya ha dado el paso más grande cuando agregó este libro a sus archivos. Intente usar los aceites seleccionados durante dos semanas y tome un descanso. Podrás decidir si los aceites están haciendo el trabajo.

Ahora tiene las herramientas a su alcance que son necesarias para darle a su mascota todos los aceites esenciales que tiene para ofrecer. Finalmente, si encuentra de alguna manera útil este libro, ¡siempre se agradece una revisión en Amazon!

CPSIA information can be obtained
at www.ICGtesting.com
Printed in the USA
LVHW020905301120
672997LV00004B/263